超萌女生怀孕日记

坤华 著

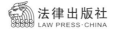
法律出版社
LAW PRESS·CHINA

自序

　　一直很想把自己怀孕和生产的过程用一种既幽默通俗又不失专业水准的方式写出来供姐妹们参考。在我怀孕的过程中，所看的孕产类书籍都是厚厚的且枯燥无味的，只是为了更详尽地了解宝宝每一步成长的需要才硬着头皮看下去，到实在看不下去的时候，就会逼着老公读给我听——当然他也不爱看，每次都向我"跪床"求饶。后来我们为了减少看孕产书的痛苦，商量了一条对策：怀孕几个月就看孕几月的书，依据下一个月宝宝的发育情况和需要进行准备，还离得远的月份就先不看。就这样，直到我生产前夕，才终于和老公看完了一整本孕产书。回顾整个孕产期，对我来说，看孕产书、搜索孕产资料是一件只比生产少那么一点点痛苦的事，可是，不看又不行。幸好有互联网，我加入了一些准妈妈群，经常在群里跟姐妹们交流经验，收获了很多。为了表达我的感激之情，也为了让其他正在怀孕的姐妹们能轻松地读上一本幽默、诙谐又有参考价值的孕产书，宝宝刚出生时我就打算把自己的亲身体验写出来了。

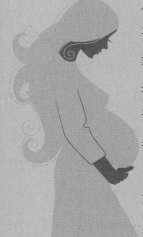

　　由于我这个人比较懒散，所以一拖再拖。直到我女儿都14个月大了，一天，我跟一位做编辑的朋友聊起我的怀孕、生产经历，她就极力建议我快写出来。我的怀孕、生产经历，说平常很平常，说一般却又不一般，整个孕产过程可谓一波三折。开始怀不上宝宝，怀上了又先兆流产，宝宝保住了又发现是有单脐动脉问题，简直是一波惊魂未定，一波风云又起，像电视剧一样情节跌宕起伏，幸运的是经历了那么多曲折，我还是生下了一个白白胖胖、健健康康的小闺女。我想也许我所经历的可能就是一些准妈妈们即将或者正在经历的，所以，我希望准妈妈们既能在我的经历中了解到一些孕期和生产过程中该注意的事项，也能让和我一样有特殊症状的准妈妈们学习到如何处理特殊症状，以及遇到这些意外情况时，要用一种什么样的心态去面对，要怎样保护好宝宝和自己。还有更重要的一点就是首先得让准妈妈们能身心投入地将这本书看完。我会尽我所能，力求做到最好，但如果写得不够完美，还希望各位姐妹们多多包涵！

孩子是爱情的结晶！

孩子是生命的延续！

孩子是未来的希望！

孩子是妈妈一生中最大的成就！

对于这样一个既神秘又神奇的小可爱，我们如何忍心不把他/她带到这个世界上来，我们如何甘心看着别人享受天伦之乐而自己却还隐忍寂寞？有了他/她，你就一辈子不孤单，半生的辛劳和泪水都消弭在他/她给我们带来的快乐中，生养过孩子的人才能体会到：有一种幸福叫做"无与伦比"！

坤华

2013年8月

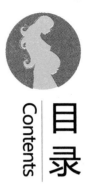

目录
Contents

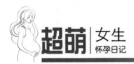
第二章　我的试孕过程——不平凡

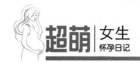

第四章　怀孕第二个月——刺激

第五章　怀孕第三个月——庆幸

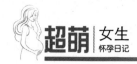

第六章　怀孕第四个月——贪食

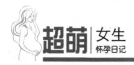
第八章　怀孕第六个月——麻烦

第九章　怀孕第七个月——惊魂

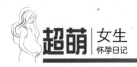
第十章　怀孕第八个月——盼望

第十一章　怀孕第九个月——忧虑

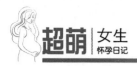

第十二章　怀孕第十个月——急切

第十三章　怀孕第十一个月——震撼

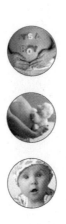

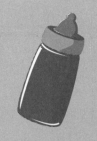

第一章
有备而孕很重要

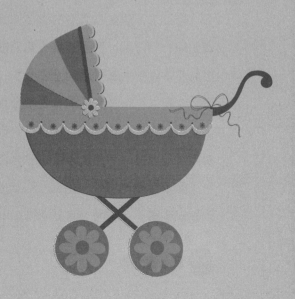

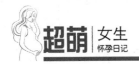

耐心学习孕产知识

在双方父母软硬兼施的压力下，我和老公做出了自己人生的一个重大决定：就是要在2011年生一个宝宝。当时我们无论是从经济上还是心理上都算是准备就绪了，当宝宝来临时，我们会用期待的心情和一个很好的环境来迎接他，我想那样宝宝也会来得悠然自得、快快乐乐，并且在幸福中健康成长吧。

决定要生宝宝的消息被老妈知道后，我立刻就被老妈"押"到了居委会组织的"准妈妈健康知识讲座"的会场里。真是不听不知道，一听吓一跳，原来还以为自己在网上看了一些有关"生娃娃"资料，就已经基本掌握孕产的精髓了，谁知我掌握的知识跟这里讲授的专业知识相比，简直是小巫见大巫，我呢，更是一只不知水有多深的菜鸟。此后，我就开始了"艰苦"的攻读生活。

接下来，我就从必要的备孕知识结合自己备孕的亲身体会将关键的孕育知识一一道来。为了让准妈妈们能够不费脑筋就看得明白，我将没有必要又非常难懂的医学名词全部省去，有必要留下的尽量转换成我们的通俗语言。我以一个过来人的身份很负责任地告诉准妈妈们，听一个"有实战经验"的人讲孕产过程，比自己一个人在那茫然地啃一本理论书——还要时不时地捉摸一下无法弄懂的医学名词，要有用得多。

除了看孕产书外，还有一些其他了解孕产知识的渠道：国家普及的孕产知识讲座、互联网（需要谨慎，水分比较大）、准妈妈QQ群，等等。

为什么建议大家从各种渠道了解孕产知识呢？首先，形式不同，不会让准妈妈们感觉到枯燥、乏味；其次，任何一本孕产书或者是一堂讲座都会有局限性，因为每个准妈妈的情况不同，也许你在这里没有找到适合你的保健知识，换一种方式就能找到了，我们没有异常症状当然是最好，但有些发生率很高的异常症状也必须要先了解到，以免"意外"来袭的时候我们会因为手忙脚乱伤及自己和宝宝。

孕前体检不可少

不管准爸妈们有没有做过婚前体检，我的建议是在打算要宝宝的时候都要认真地做一次孕检，因为婚检和孕检还是有一定区别的。婚检在这里我们就不谈了。孕检一般是在准备怀孕前的3个月就要去医院做的全面的健康检查，让医生对准爸妈的身体状况做一次评估，看看是否适宜怀孕；同时医生可通过检查结果，给予相应的孕程指导，减少未来宝宝的生理缺陷的概率，保证准妈妈平安度过孕期和产期。

不适宜怀孕的情况

夫妻中任何一方患有肝炎、结核病、肾炎，特别是心脏病、糖尿病、高血压、甲亢、哮喘、癫痫、肿瘤等慢性疾病或者性病的都不宜带病怀孕，即使疾病痊愈了，也应在病愈3个月后经医生同意再怀孕。

以上所涉及的病症，除了乙肝和性病以外，如果平时没有那些病史也没有任何的症状是可以不用检查的，如果怀疑自己有其中的某一种病，就一定要检查一下，不怕一万就怕万一，把万一的机会减少到零最好。

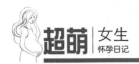
女性孕前检查项目

在准妈妈孕前的重要检查中，排在首位的是妇科检查。

妇科检查： 妇科检查之所以重要是因为真菌、滴虫、淋球菌、沙眼衣原体、梅毒螺旋体等一些生殖道致病微生物会引起胎宝宝宫内或产道内感染，不但会影响胎宝宝的正常发育，还很有可能引起流产、早产。如果准妈妈受以上这些致病微生物任意一种感染，一定不要急着受孕哦，要等彻底治疗好了以后再怀孕，免得一失足成千古恨！

还有一项也属于妇科检查，但区别于普通的妇科检查的，那就是宫颈涂片。

宫颈涂片： 宫颈涂片是从子宫颈部位取少量的细胞样品，放在玻璃上，然后在显微镜下检查有没有异常状况。通过这项检查，医生可以检测到子宫颈细胞有没有癌前病变，从而减少了子宫颈癌的死亡率。

萌妈密语

"癌前病变"这个医学名词听起来很可怕，但姐妹们不要以为癌前病变就是快得癌症了，其实癌前病变离癌症还远着呢——可能是三年也可能是十年之后才有可能会得癌症，不过一旦检查出癌前病变，就一定要积极治疗，否则后果不堪设想。通常癌前病变治疗起来也不是很难，只需要做一个很小的利普刀手术，就像用一根极热的细铁丝，把有病灶的组织细胞轻轻刮掉一样，很简单，往往还没等感觉到疼手术就完成了，而且恢复好后，宫颈还会像原来一样漂亮，不会留下疤痕，所以，及早治疗发现很重要。

以前听影视圈内的一个朋友说，有位著名影星就是在快要生宝宝的时候才发现自己得了宫颈癌，医生建议她将孩子引产，然后切除子宫保住性命，可是她不舍得将即将出世的小天使拿掉，最后，宝宝是生下来了，可她终究没有逃离病魔的手掌，年仅41岁就离开了人世，也只享受了两年的承欢膝下。

听到这个故事大家是不是觉得很可怕？因此，这个检查非常有必要。此外，准妈妈在怀孕期间体内激素水平有所改变，会引发很多症状，同时也很容易使一些严重的病症被忽视。

血常规检查：进行该项检查的目的有三个：一是为了了解血色素的高低。如果准妈妈本来就有贫血的毛病，那么请治疗好了再怀孕。二是为了了解凝血情况。如果有异常，也请准妈妈治疗好了再怀孕，避免生产时发生大出血等可怕的意外情况。三是为了了解准妈妈的血型。万一生产时大出血，可以及时输血。

萌妈密语 关于大出血这一条，准妈妈们也不用过度担心，一般只要严格按照医生的要求做好产检，出现大出血的概率会很小。

Meng Ma Mi Yu

血型和RH因子：准妈妈是O型血，准爸爸又是O型以外血型的姐妹要注意了，你们需要去医院查一下RH因子，RH阴性的准妈妈和RH阳性的准爸爸，如果怀上RH阳性的胎宝宝，有可能发生流产、死胎或新生儿溶血等问题。尤其是以前有原因不明的流产、死胎及新生儿重度黄疸史的姐妹一定要进行这项检查。

在医院做产检的时候，遇到过这样一位准妈妈：她老家是农村的，以

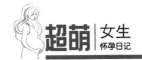

前没听说过RH因子这项检查，第一胎生了个女孩很健康，之后想要再生第二胎，结果连续三次都没保住孩子，其中一个流产，两个生下来后因为新生儿溶血夭折了。

这次她又怀孕后就赶紧到了北京，结果北京的很多医院知道她的情况后都不敢收，后来她找到了人民医院的W医生（也是给我做产检的医生），W医生帮她一边治疗一边保胎，并且监测的各项指标都不错，这次她有望生一个健康的孩子。

所以有这种特殊情况的准爸妈也不要太害怕，积极去医院检查，及时采取措施，也能生出健康的宝宝。

激素五项：抽血检查中的激素五项也是非常重要的，激素水平正常才能证明准妈妈的卵巢功能好，卵巢功能好才能给"种子"提供一块肥沃的"土地"，有利于种子健康发育。

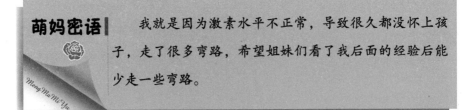

萌妈密语 我就是因为激素水平不正常，导致很久都没怀上孩子，走了很多弯路，希望姐妹们看了我后面的经验后能少走一些弯路。

肝炎检查：各种型号的肝炎检查，尤其是乙型肝炎，希望宝宝健康的准妈妈别犹豫，这是孕检必查项。

如果准妈妈本身是乙肝病毒携带者，那就要格外小心了，一定要到专业的传染病医院严格按照医生的要求怀孕、生产。

第一，因为孕期胎宝宝的生长发育需要大量的能量、维生素、蛋白质等，孕期肝糖元代谢增强，肝负担加重，乙肝容易复发。

第二，乙肝病毒可通过胎盘、分娩时接触母血、出生后接触母亲的唾液、母乳喂养等途径传给婴儿，一旦婴儿成为乙肝病毒的携带者，我想妈妈们会后悔一生的。

第三，在妊娠后期，肝炎病情往往会加重，可能会引发肝萎缩，如果抢救不及时，可能会危及母子二人的生命，而且分娩时出血也会增多，妊娠高血压疾病的发生率更是高于正常准妈妈。

风疹病毒：虽然风疹病毒并不常见，可一旦倒霉撞上了，那对宝宝可是致命的伤害。这项检查主要是检查准妈妈有没有风疹病毒抗体，如果没有抗体，要在怀孕之前三个月接种疫苗，即接种疫苗后三个月内不要怀孕，妊娠期间也不能注射风疹疫苗。

风疹病毒之所以是必查项，是因为妊娠开始的1~3个月里这种病毒的感染率依次为93.3%、78%、50%，还是相当高的。风疹病毒对胎宝宝的伤害非常大，病毒能通过胎盘传染给胎宝宝，造成胎宝宝多发性畸形。

这些畸形统称为先天性风疹综合征，主要表现为：

眼部症状，如青光眼、小眼、先天性白内障、视网膜炎；耳部症状，如外耳畸形和耳聋；心血管畸形，如肺动脉狭窄及动脉导管未闭；风疹综合三联症，即小头畸形、脑积水和运动障碍。

如果哪位姐妹在妊娠开始的7周内感染了风疹病毒，医生会建议做人工流产，那么姐妹们就只能"忍痛割爱"了，不能对宝宝太执著。

萌妈密语

这个疫苗当时我没顾上打，以至于到后来怀上宝宝了，整日都提心吊胆地害怕自己会染上风疹病毒，从来不敢去人多的地方，看见老人咳嗽、婴儿有湿疹，我都躲得远远的，所以，有条件、又不急着怀孕的姐妹，我建议还是要接种风疹病毒疫苗的。

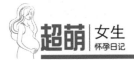
弓形虫抗体检查：孕前3个月检查弓形虫抗体，一旦有姐妹确定妊娠早期有急性感染，应立即进行治疗或者终止妊娠，避免胎宝宝在宫内感染。

有很多姐妹喜欢养小动物，不好意思，当你准备要孩子的时候我不得不说一句，你是想要狗儿子、猫闺女还是想要自己的亲生娃娃呢？如果你真心想要娃娃，那么为了我们的娃娃就跟小宠物挥泪告别吧，千万不能心软，一旦心软，留下的小猫、小狗就可能给将来的宝宝种下祸根。

这里我给姐妹们普及一下弓形虫的知识：小动物身上有种寄生虫叫做弓形虫，这种虫是一种会使人畜共患病的病原体，会危害母子双方的健康。弓形虫的卵寄生在动物的肠道中并随粪便排出，人接触了被污染的蔬菜、餐具后，虫卵便有可能经口腔进入体内。健康人会出现隐形感染，没什么症状；体弱者会出现疲乏无力、低烧、肌肉痛、头痛、淋巴结肿大、肺炎、心肌炎等显性感染症状。但对于准妈妈，无论是显性感染还是隐性感染都会引起流产、死胎、早产和胎宝宝畸形（畸形种类繁多，这里就不一一介绍了）。

建议姐妹们早日送走家里的宠物，不要冒这种无谓的风险，尽量给宝宝一个健康的生长环境吧。

尿常规检查：通过做尿检可以了解肾功能，也可以了解其他脏器疾病对肾脏功能的影响，还有药物治疗对肾脏的影响。

萌妈密语

尿常规检查是贯穿整个孕期的检查，几乎每次产检都要做，以便观察准妈妈身体状况的变化，正在服用一些药物或者其他脏器有疾病的姐妹尤其要重视，即使没有症状也尽量做到一次检查都别落下。

除此之外，还有一些必要的常规检查，医生会根据准妈妈情况的不同增加或减少。

孕前洗牙：以我的经验，关于这项检查，本身牙齿没有问题的准妈妈完全可以不用做。我就没有检查，但整个孕期也没有任何的牙痛问题，只是牙龈有点肿，这是激素水平变化导致的，即使洗了牙也一定会出现这种情况，属正常现象。

孕前需要医生指导的9种疾病：贫血、高血压、肾脏病、肝脏病、糖尿病、心脏病、癫痫、全身性红斑狼疮、癌症。有以上症状的姐妹，除了自己需要了解基本孕产常识外，还要严格遵守医生的要求。

男性孕前检查项目

精子常规：关于准爸爸，即使其他的项目都不做，我觉得有一项叫做"精子常规"的检查还是应该做的，因为从精子成活率和精子活跃度上就可以看出准爸爸的"种子"质量好不好，"种子"的好坏对于将来孕育出的宝宝是否健康起着决定性的作用。如果"种子"不够好，可以先治疗或是先调理，等"种子"质量好了再进行"播种"。

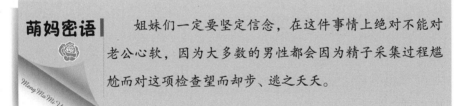

萌妈密语 姐妹们一定要坚定信念，在这件事情上绝对不能对老公心软，因为大多数的男性都会因为精子采集过程尴尬而对这项检查望而却步、逃之夭夭。

精索静脉曲张：如果准爸妈一直都怀不上宝宝又找不到原因的话，建议准爸爸去医院做一项叫"精索静脉曲张"的检查。精索静脉曲张可使睾丸的生精功能受到影响，并且使精子的质量和数目下降，会导致"少精症"甚至"无精症"的出现，是引起不孕的重要原因之一。

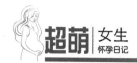

萌妈密语

孕前检查是非常重要的，建议有条件的准爸妈一定要到正规的大医院做孕检，医生会根据准妈妈的情况开出各种必需的检查项目。千万不要自作聪明不按医生的方子检查，也不要在这件事情上心疼钱。有句广告语说"女人，一天的公主，十个月的皇后，一辈子的操劳"，这个时候就享受一把当皇后的待遇吧，更何况还是为了能孕育出一个健健康康的宝宝呢！这样整个孕期你也不会因为比别人少做了哪项检查而心里不安，就当花钱买份踏实吧！科学研究证明：安宁的心境对孕育出一个身心健康的宝宝是有很多好处的。

想"好孕"，要这样做！

不要等到年纪太大生孩子

医学研究表明，女性最佳的生育年龄是25～29岁，男性是30～40岁。

19岁以后女性的骨盆才开始逐渐增大、增宽，24岁左右女性骨骼的钙化完成，因此卵巢功能也在这一时期最为旺盛，要想获得生命活力最强的卵子，就要选择在这一时期怀孕。除了生理状态良好之外，这一时期的心理状态也比较成熟，能够接受自己的人生中多出一个需要自己用爱去呵护，去付出的小生命。

35岁以上的产妇即被称为高龄产妇。女性的生殖细胞——卵子，一般在生育年龄阶段每月会成熟一个并排出来，因此年龄越大，卵子就越少。英国科研人员发现，女性到30岁时，就已经消耗了约90%的"卵子库存"，到了40岁呢，"卵子库存"的数量竟然仅剩3%了。尽管三四十岁的女性仍能排卵，但不仅其"卵子库存"已经所剩无几，而且卵子的质量也在下降，这就是为何高龄女性难怀孕的原因。

还有一项研究表明，卵子在女性体内存积的时间越长，其染色体就越容易发生老化、突变，从而导致畸形儿和痴呆儿的出生率增加。高龄男性同样也是不适合优生优育的。

所以，姐妹们如果计划在一生当中至少制造一条"人命"出来，那就赶早不赶晚吧，什么事业、金钱，有什么比拥有一个健健康康的宝宝更重要呢？当然，也别太早了。

怀孕前后绝对不能做X射线照射

X射线对胎宝宝的影响在不同时期有所不同，影响最大的是孕早期，可能导致胎宝宝的器官畸形，孕12周后如果做了X射线，胎宝宝的生殖系统、牙齿、中枢神经系统会受到伤害，严重者会造成胎宝宝生长停滞和智力低下，等等。这个阶段照X射线还有很多致病影响，我不想说那么多给姐妹们施压了。总之，小宝宝健康出生很不容易，尽量不要在怀孕前3个月和怀孕期间做X照射，万一不小心做了，就一定要去找专业的医师咨询。如果医师建议做人工流产，那也是无可奈何的事情。

不要蒸桑拿

"男性受高温杀精，准妈妈受高温胎宝宝致畸。"自己要斟酌轻重哦！

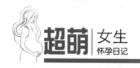

躲避污染源从孕前开始

谁都知道这年月科技发达、工业发达，污染源也发达……铅的污染、汽车尾气污染、噪音污染等对胎宝宝都有致畸或致命的伤害，在客观环境无法改变的时候，我们还是尽量从自身入手学会保护自己和宝宝吧。

避免铅污染：少吃松花蛋，少用化妆品（特别是有美白作用的化妆品在孕期和哺乳期前后都不要用），别染发，不要在马路上锻炼身体，洗手要彻底……这些方法对避免铅污染都能起到一定的作用。

躲避噪音污染：噪音是一种隐形杀手，不但会影响准妈妈的睡眠，更不利于胎宝宝发育，甚至影响未来宝宝的智商。

避开汽车尾气等污染：以前听广播里报道，有位老人每天在二环路上跑步，跑了两年就得肺癌去世了，可见汽车尾气污染的威力啊！汽车尾气等污染气体浓度过大对胎宝宝会产生致命的伤害，需要准妈妈们时刻有自我防护和保护胎宝宝的意识。

从备孕期开始谨慎用药

如果准妈妈孕前不小心吃了药，不要盲目放弃宝宝，也不要不当回事，一定要咨询专业的医生，医生会根据每个人情况的不同做出判断。

关于这一点，我是需要检讨的。2008年我第一次怀孕时，在不知道怀孕的情况下吃了抗生素，在没有咨询医生的情况下，我觉得宝宝一定受到了伤害。本来经济压力就大，如果再生个问题宝宝……后果不堪设想啊，于是我自作主张打掉了宝宝。后来我才知道，药物对胎宝宝的致畸作用是分阶段的：有些药物不会妨害宝宝的发育；有些药物虽然对宝宝有伤害，可如果没在敏感期吃，也是没有大碍的。多少个夜晚我忍不住失声痛哭，为自己的冲动行为失去了宝宝而懊悔，可一切都无法挽回了，失去了宝宝不说，因为人工流产还把自己的身体伤害了，导致我后来再怀宝宝很难，所以奉劝姐妹们不要轻易放弃宝宝，不要轻易做流产。

胎宝宝对药物的高度敏感期

孕期阶段						胚胎期					胎儿期		
孕期（月）		1				2					3		
孕期（周）	1	2	3	4	5	6	7	8	9	10	11	12	13
受精后（周）	0	0	1	2	3	4	5	6	7	8	9	10	11
器官发育													
中枢神经系统													
心脏													
耳													
眼													
四肢													
唇													
腭													
牙													
外生殖器													
体重（克）										35	45	58	73
长度（厘米）					0.4	1	1.6	2.3	3.1	4.1	5.4	6.7	

8种不要碰的可致畸药物

以下我再给姐妹们列出可能致畸的8种药物，这些药物无论是孕早期还是孕中期、孕后期都尽可能地不要碰：

激素类药品：孕期如果吃了激素类的药物可能会导致女胎男性化、男胎女性化、男性胎宝宝尿道下裂等恶劣情况。激素类的药物包括甲己烯雌酚、强的松、雄激素等。

抗生素类药品：抗生素类药物中有几种是具有致畸高危的，如果在孕期不巧正好吃了这几种高危药品，有可能导致胎宝宝囟门隆起、骨骼发育异常，还可能造成孩子儿童期牙釉质发育不良，严重的还会导致先天性耳聋、先天性白内障、智力障碍和肺、肾小动脉狭窄等。这几种高危抗生素包括土霉素、四环素、庆大霉素、链霉素、新霉素等。

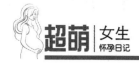

　　抗肿瘤类药品：抗肿瘤类药物可引起胎宝宝无脑、脑积水甚至死胎等危险症状，尤其是在孕早期千万不要服用。主要有环磷酰胺、腺嘌呤等。

　　抗过敏类药品：抗过敏类药物可能会导致胎宝宝肢体缺损、唇裂及脊柱裂等症状，主要有氯苯那、苯海拉明等。

　　镇静安眠类药品：镇静安眠类药品可能引起多种多样的畸形，危险性极高，主要有氯丙嗪、地西泮、劳拉西泮、氟安定等。

　　抗癫痫类药品：抗癫痫类药品可能导致胎宝宝发生唇腭裂、小脑损伤和先天性心脏病等，主要有苯妥英钠、拉莫三嗪、左乙拉西坦、加巴喷丁等。

　　抗疟类药品：抗疟类药物可导致胎宝宝畸形，如：耳聋、四肢缺损、脑积水等状，主要有奎宁、氯喹乙胺嘧啶等。

　　活血化淤类的草药：这类草药容易导致流产、胎宝宝肢体畸形等，主要有丹参、红花、大青叶等。

怀孕前后要纠正不良生活习惯

父母酗酒胎宝宝易得酒精综合征

　　有些准爸妈在做医学体检的时候非常积极，可是要他们改变自己的生活习惯却是难上加难，不管怎么样，为了宝宝的健康一定要努力改正呀!

　　有酗酒习惯的准爸妈，不要为了嘴巴一时痛快，肠胃一时刺激，而不顾宝宝将来的幸福。无论是准爸爸还是准妈妈，如果长期大量饮酒，可致使胎宝宝头面畸形、肢体短小、智力低下等，这些疾病统称胎宝宝酒精综合征。即使是少量饮酒也有毒害作用，所以，习惯饮酒的准爸妈就管管你们的嘴吧，一定要在怀孕前至少三个月就戒酒，给宝宝的出生开辟一条光明大道吧。

吸烟和喝酒一样可怕

当准爸妈正享受地吸吮着点燃的烟草时，他们可能不知道，烟草中所释放出来的尼古丁、氰化物、一氧化碳、煤焦油、放射线等，很可能会引起胎盘血管收缩，使胎宝宝血液供应减少，甚至会致使胎宝宝缺氧或死胎。

不但如此，有吸烟习惯的准爸妈比不吸烟的准爸妈怀上宝宝的概率也要低。

1. 如果准爸爸每天吸烟30支以上，精子的存活率就会只剩下40%左右，而畸形精子的比例却高过20%。

2. 大量吸烟还会导致男性性功能下降，逐渐丧失生育能力。

3. 吸烟的女性想要怀上宝宝相对会比较困难，并且即使怀上了宝宝，也有可能会生出一个不健康的宝宝。所以说，如果有姐妹准备怀孕，就一定要远离烟草，有吸烟习惯的准妈妈也至少要戒烟三个月以上，才能确保体内残存的有害物质排出体外。

最后，被动吸烟也要引起准妈妈的重视，孕期准妈妈如果常吸"二手烟"，不仅会影响胎宝宝的发育，还会增加流产、死胎、畸形儿的概率。

改掉懒惰的习惯

平时不喜欢运动的准爸妈计划要宝宝后，就开始多多运动吧，体质增强了对孕育出一个健康的宝宝可是起着很重要的作用。以后你们也可以骄傲地对宝宝说："爸妈为了你，连多年懒惰的毛病都改掉了，多不容易呀！"并且，孕前运动把母体机能调整到了最佳状态，还能有助于顺利分娩和产后苗条身材的恢复。

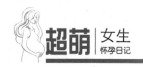
孕前后营养摄入要重视

营养要均衡，必要时吃补充剂

很多孕产书上都要求准妈妈不挑食、不偏食，这话说起来简单，做起来太难，这点我深有体会：为了宝宝，我在孕期努力地想要吃得营养均衡，可还是禁不住偏爱食物的诱惑。如果是在孕吐时期，对以前爱吃的食物都没食欲，以前不爱吃的就更不爱吃了，长此以往会导致准妈妈营养不良不说，还会影响到胎宝宝的脑发育。所以，实在难以保证膳食营养均衡的话，是需要另外补充营养元素的。

有些人说，不要依赖保健品，要强行让准妈妈吃各种营养丰富哪怕准妈妈一点也不爱吃的食物，但是这样的话，准妈妈吃完了可能会吐，可能心情会不好，其实这样也会影响胎宝宝的正常发育。我认为通过吃保健品补充营养元素没什么不好，去正规医院买经过检验的合格产品就可以了。

我吃过福斯福和玛特纳。因为福斯福胶囊粒太大，所以后来换了玛特纳，邻居姐妹也有吃爱乐维的，我从怀孕前一年就开始吃，一直吃到哺乳期结束才停止。我家宝宝8个月体检时，营养均衡，什么都不缺。

叶酸不可缺

如果说营养元素可根据个人需求选择性地补充，那叶酸就是必须要补充的。科学研究显示，准妈妈如果缺乏叶酸，除了可以引起巨型细胞贫血外，还有可能导致新生儿畸形，特别是神经管畸形，包括：无脑儿、脊柱裂、唇腭裂、心血管畸形等。

叶酸在准备怀孕前三个月至孕早期三个月补充就可以了，能有效地预防很多疾病。如果有姐妹意外怀孕之前没补叶酸也不用太担心，因为一些蔬果里面也含有叶酸的成分，如菠菜、卷心菜、柑橘、香蕉等，所以你不一定会缺，但知道怀孕的情况后还是要及时补充比较好，叶酸如果按剂量要求补充，对人体只有好处没有坏处。

萌妈密语 如果吃了福斯福、玛特纳或者爱乐维等专门针对准妈妈设计的综合营养元素就不用再单独补充叶酸了，因为这些保健品里都添加了足够的叶酸，只要按说明用量服用就可以了。如果哪天万一忘吃了，缺一次两次的也没有关系，第二天也不需要补上双倍的量，仍按正常量吃就行。

防止农药、激素的摄入

现在的蔬菜水果农药多、激素也多，所以最好将买来的蔬菜、水果放入有小苏打（少许）的水中浸泡15分钟，之后冲洗干净再吃。用苏打水洗蔬菜、水果时，浸泡时间不要过长也不要过短，过长会使营养成分流失，过短农药排出的效果不佳。

在挑选蔬菜、水果方面，尽量不要选择反季节和形状怪异的蔬菜、水果。反季节蔬菜、水果是人为地调节了生长环境，会导致蔬菜、水果基因突变，形状怪异的蔬菜、水果有可能是使用了激素。

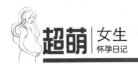
防辐射服穿还是不穿

防辐射服到底需不需要

我在怀孕中期的时候看的一档电视节目中有专家曾做过这样的实验：将手机用塑料纸包上，然后把手机放在盛满水的浴缸里，结果手机果然打不通了，当然手机拿出来之后是好好的。专家解释说，水是可以屏蔽辐射的，因此在孕期宝宝有羊水的保护是不会被辐射到的。然后，专家还做了电脑、电视、手机的辐射度测试，电视和电脑辐射度最大的方位是屏幕后方，前方的辐射度小得几乎可以忽略不计，而手机呢，不打电话时的辐射也可以忽略不计，只是在接通的那一瞬间的辐射度非常大。

那么到底需不需要穿防辐射服呢？我的建议是，防辐射服还是要穿的，尤其是孕前和孕早期，孕前保护好卵子不受辐射，孕早期羊水量很少，所以也要靠防辐射服保护好胚胎。到了后期胎宝宝已经发育完全，如果又赶上大夏天，可以有选择性的穿。

整个孕期我穿防辐射服的时间还是比较多的，因为我在怀孕期间整天对着电脑，其实当时心里也犯嘀咕，不知道天天用电脑会不会伤害宝宝，穿防辐射服也是一种自我安慰吧，幸运的是我的宝宝很健康。

如何挑选防辐射服

关于这个问题，我是有挑选心得要跟姐妹们分享的：我在怀孕的一年前就准备好了防辐射服。在选购的时候，用防辐射服将手机包好，过三分钟后打开，如果手机没有信号了，证明防辐射服起作用了，如果手机还有信号，证明防辐射服是假的。这绝对是经验之谈，姐妹们不妨在买防辐射服的时候试一试，避免上当受骗。

好了，关于备孕的知识基本介绍完了，下面终于可以结合理论给姐妹们讲述我的孕产经历了。

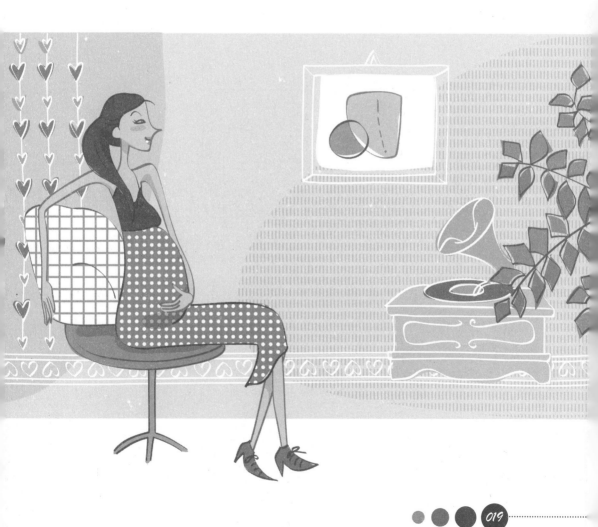

第二章
我的试孕过程——不平凡

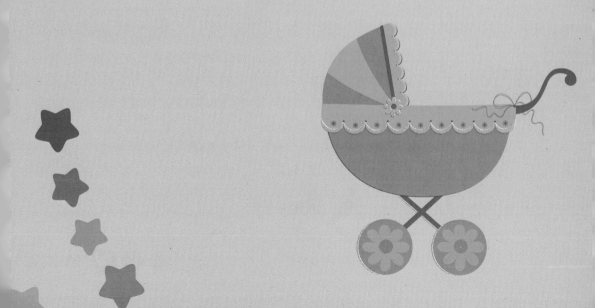

雌激素不足，卵泡就长不大

我的孕前检查有一项出了问题，就是雌激素低。然而，这一项也是非常重要的项目，这里我先给姐妹们普及一下雌激素的有关知识。

育龄女性由卵巢排出雌激素，雌激素可刺激子宫内膜变厚，为受孕提供好的基础，并且雌激素有催大卵泡的功能，卵泡饱满才更容易受孕。体内雌激素水平低会导致子宫内膜偏薄，卵泡也因此没等成熟就破掉了，这种情况被称为"卵巢功能紊乱"，在这种情况下，女性想要受孕是非常困难的。

说得通俗一点，雌激素足了就代表会产生一块肥沃的"土地"，有利于"种子"生根发芽，雌激素不足就像是一块"盐碱地"，"种子"种上了也不一定能存活，就算勉强存活了可能生长得也不健康，少数能够存活下来又健康生长的，那就是因为"种子"的生命力顽强，我想那样生出来的小孩也应该很顽强吧。

雌激素低都会导致哪些疾病

雌激素低会导致女性内分泌紊乱、容易衰老，而且不管从生理上还是心理上都更容易提前进入更年期。

雌激素低的症状主要表现为：

身体方面：渐渐会出现亚健康状态，如疲倦乏力、骨质疏松、心慌失眠、血压波动、记忆力减退等；出现月经量减少、经血颜色暗，月经紊乱，性生活阴道干涩、疼痛，严重时不能过性生活，并且导致不孕不育；偶尔还会伴随着头晕、头痛；皮肤会越来越干燥，有脱皮、瘙痒等症状；个别人还会有刺痛、麻木、耳鸣等异常感觉。如出现以上症状，建议及时就医，以免小病误成大病。

精神方面：会产生焦虑、易怒、对生活没有信心的负面情绪，严重者还会患上抑郁症。现在大城市的女性抑郁症患者越来越多，除了因为难以承受的生活压力之外，还有被忽略的内分泌紊乱的因素。

B超监测卵泡成长

由于我的雌激素过低，医生让我在"老朋友"来后第五天开始，隔一天去做一次B超，目的是监测卵泡。结果，不出预料第一次监测，还能在我的腹腔里看到发育正常的卵泡，可是隔了一天，第二次监测就找不到卵泡了。

医生说，雌激素不足不但导致我的子宫内膜太薄，而且导致卵泡长不大，这样是很难怀孕的，因为精子还没和卵子相遇，卵泡就已经破了。

选对治疗方法很重要

给我做体检的医院是一家西医院，医生让我进行促排卵治疗，就是吃激素或者打激素针，我当时就犹豫了。谁都知道激素如果使用有偏差，对人体的伤害非常大，于是我没有同意医生的治疗方案。

我到百度知道里输入：雌激素不足，卵泡长不大，怀不上孩子，看西医好还是看中医好？结果，回答五花八门。我还特意问了其他医院的专科医生，基本可以总结为：中医、西医各有千秋。西医的优点是见效快，运气好的人当月打激素针当月就怀上了，不过怀上了也得积极保胎，否则胎宝宝也很危险；缺点是，如果促排多次不成功后很有可能导致卵巢功能更差，以后想要孩子更难。中医的优点是喝汤药补肾，能整体调理身体，缺点是见效慢，并且不确定多长时间能真正调理好。这是一个茫然的等待过程，也许只需要一个星期，也许需要一年甚至更长时间。

看西医还是看中医？这是个严肃的问题。我跟老公认真商量过后，一致认为应该看中医。虽然看中医确实时间长点，但即使没怀上，也能调理身体，实在不行还可以换医生看，副作用小。听老公这样分析，我也觉得很有道理。后来想起我一位朋友也在怀孕前喝过中药，但她是因为丈夫精子弱导致流产，并不是怀不上孩子。我想，她必定比我有经验。果然，在我咨询求教后她给我介绍了北京某中医院的一位专家。

由于医院离家远，我又是个不爱起早的"懒虫"，就挂了100块的特需门诊号，原以为特需门诊去了就能看上，满怀着希望去找那位医生。没想到，特需门诊也是人满为患啊！顿时我就佩服我在怀孕这件事上的不遗余力，也不遗财力了！想必跟我同病相连的姐妹也不少。

终于轮到我了，医生只是给我把了把脉，看了看我的激素五项结果就给我开药了。我问医生："像我这种情况，需要喝多久的药才能怀上呀？"医生沉默了一会说："不好说。"

"不好说"就"不好说"吧。于是，我做了一次非常听话的患者，老老实实按照医生的嘱托喝了一个月的汤药。

一个月后，我期待已久的"老朋友"终于来了，可是仔细观察了三天经血之后，我大失所望，它们还是那么少，还是那么暗，跟没喝药之前一样，没有任何改善。我精神上受到了强烈的打击，失望地给老公打电话，老公安慰我说："不要难过，没有孩子也没啥，现在有很多丁克家庭不是也挺好嘛。"虽然老公这样说，却没有让我好过一点，我从来都没想过做丁克家庭，相信我老公以前也没有这样想过，但是现在为了安慰我，他只能这样说了。每次看见公园里别人家的宝宝我经常会想："我的宝宝会这样可爱吗？"答案是"一定会的"。可是如今，我却连做妈妈的资格都没有了。

挂了电话，我的眼泪唰唰地就流了下来。我是一个很脆弱的人，可是在这个时候，越脆弱我就越要逼着自己坚强起来。我一边流泪一边在网上搜寻，无意间看到很多姐妹都跟我有同样的病情，而她们之中的很多人也在和我一样尝试着各种各样的方法，其中有的人还真的怀上了宝宝。看到她们这些成功自我调理的案例，顿时我也对自己调理好身体倍感信心，于是我根据在网上查到的药方开始自己买中成药吃。

当时我吃过八珍益母丸、调经促孕丸、乌鸡白凤丸，等等，反正都是用来调理月经的。但是由于没有经过医生指导，自己瞎捉摸着吃，就导致我经常怀疑自己的判断能力，吃两天八珍益母丸没什么感觉，就想，可能是这个药的药劲儿小，便换成了调经促孕丸。结果谁知调经促孕丸"功力"强大，吃得我满脸长大包，而且上面写了主治肾阳虚，但我又不能确定自己是不是肾阳虚，于是吃了几天又不敢吃了，换成了乌鸡白凤丸。吃了几天乌鸡白凤丸又觉得胃很难受，于是又换别的……还别说，在吃这些补药的过程中，我总感觉体内热乎乎的，貌似精神很好，好像体力比以前也好了，性欲也强了很多，我就赶紧趁热打铁，要在我身体状况还不错的时候尽快怀孕。

努力奋进地播种

地不好，播种就辛苦。

"奋力播种"的日子让我终生难忘啊！每月到了排卵期那几天我们都会不遗余力，想尽快"播种"成功。尽管老公有时会有点力不从心，经常累得气喘吁吁。看到老公这副模样，我也于心不忍，可是为了能早日看到我们期待已久的爱情结晶，我必须狠下心来。心想，再辛苦一次，也许今晚就能有收获了。我经常对老公说一句话就是：革命尚未完成，同志还须努力……

然而，也就是这时，我才真正体会到了什么叫"努力不一定有收获"——五个月后我的肚子依然没有一点动静。看来我吃的那些药都没起作用呀！事实摆在眼前了，我也只好重新接受了老公的建议：还是再找找好的中医专家去看看吧！

我当时无奈、失望甚至于有些绝望，相信若不是亲身经历过，是没有谁能够理解的。面对着双方老人的催促实在不想说出是我"不行"或是我"不能"生出孩子，每次被老人们问道怎么还不要孩子的时候，老公都会替我"挡箭"说："我最近太忙，没空。"每当这个时候，我的压力就会更大，更茫然，我实在不知道自己什么时候才能怀上孩子，况且老公的这种借口随时都有可能被揭穿。

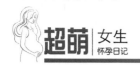
有位专家治疗不孕症很拿手

我翻天覆地到处疯狂地查找治疗不孕不育的高手，很偶然的一次机会，我找到了护国寺中医院一位老专家Z医生，据说Z医生医术得特别高：有几年怀不上孩子的，经她治疗后就怀上了；有的是怀上了保不住胎，一连流产多次的，经她调理后也顺利生产了；有的准妈妈是因为年龄太大、有的是输卵管堵塞，有过宫外孕经历；还有的是做过很多次西医促排没成功，等等。很多不孕的疑难杂症都在她那治好了，有的生了男孩，有的生了女孩，更有一个38岁的准妈妈生了一对双胞胎。但同时我也被告知，吃药需要很长时间，一般都要吃三个月到八个月，并且价格也不菲（不是医生收费高，是她开的都是好药），当然中药难喝这就不提了。当时的我已经顾不了那么多了，听到有这么多成功受孕的案例，就足以让我克服一切困难了！我对这位医生也倍感信心，于是决定去找她。

到了护国寺医院，当然也是排着长长的队伍，我看到很多和我一样慕名而来的病友，大家都是凌晨3～5点就来排队挂号了。Z医生人很好，遇到第一次来不了解情况的，一般Z医生都会给加个号的。如果是保胎，Z医生也会格外照顾给加号。

Z医生是一位看上去很严肃，但对病人所提出的问题她都尽力一一解答的好医生，真是越有本事的医生越没有架子啊。

据Z医生解释：我是因为流产而造成的肾亏引起的不孕，但这种症状在流产后不会马上出现，而是时间长了慢慢反映出来的，而且有些人是反映在腰酸腿软方面，有些人反映在月经不调上，而我就是反映在月经不调和不孕这两方面上了。

萌妈密语

说到这里，我不得不再多说几句，不管是雌激素不足，还是卵巢功能紊乱，这都是西医的说法，Z医生说，纯正的中医没有这些说法，不孕不育就是肾虚导致的，肾乃身体之根本，"根本"如果出了问题，枝叶自然没有办法长得茂盛。

第一次从Z医生那拿了一周的药。药煎好了我才知道，什么起早、排队、挂号都不是挑战，喝她的药才是挑战，她的药里面有大量的补药，有紫河车（胎盘）、鹿角胶、狗肾……以前我也是喝过汤药的，可是这么难喝的汤药却是绝无仅有的。不过为了快点怀上宝宝，我还是捏着鼻子往下咽，即使都到嗓子眼儿了，我也得使劲地咽下去！这才叫吃得苦中苦，方为人上人！快点生个活泼可爱的宝宝才是硬道理！

没想到，坚持也不能只是说说而已，喝完药的第二天，我就开始拉肚子，一天七八次！那这药还喝不喝呀？不喝了，我又不甘心，继续喝？总这么拉也不是办法呀！Z医生是周二和周五看病，于是周五我又去了医院。结果，Z医生说拉肚子没有大碍，因为刚开始喝，这补药的药力大，会有点反应，枸杞放多了就会拉肚子，去掉枸杞就好了。

回家之后我把枸杞一个一个地挑出去了，再喝还真就不拉肚子了，可是，不光是不拉肚子了，又有点便秘了，而且还搅得我胃里一阵一阵翻江倒海似的疼，不管怎么样，我还是坚持喝完了一星期的药。

第二次去医院时，我把我的情况跟Z医生讲了，Z医生仍然很轻松地说

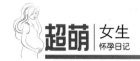

没关系，再适应适应就好了。被拉稀和胃疼折腾了一星期后我不知道该不该相信她的话了，也不知道她到底是艺高人胆大（哈哈，也不怕我喝出点病讹上她）还是又让我遇上一个只会赚钱不会看病的医生。

回到家后我还专门上网搜了搜关于Z医生的评论，好评跟排队挂号的人说的一样，一大波一大波的，于是我又劝慰自己"要坚持，坚持到最后就是胜利，那么多比我身体还差的姐妹喝她的药都怀上了，我怎么会怀不上呢"。给自己打了气之后，我又开始捏着鼻子喝药了，还别说，也不知道从什么时候开始，我大便正常了，不拉肚子也不便秘，胃也不疼了，但药还是没有丝毫改变——真是难喝啊！就这样，我每天都像上刑一般遭罪地喝着汤药。

另外，Z医生还建议我们一边喝药一边要小孩，而且要求我每天测量体温，发现体温高上去了就开始同房，因为那就是排卵了。

有条不紊监测排卵

基础体温测排卵

什么是基础体温？每天早晨醒来后不要做任何活动，躺在床上，让家人帮忙把体温计放到自己的腋下或者嘴里，测量出来的体温就叫做基础体温。排卵前基础体温比正常体温低，在排卵时体温会持续下降0.1℃~0.2℃，在体温到达最低点的时候，准爸爸和准妈妈就要开始努力AA了，然后隔天同房一次。排卵后体温会立即升高，升高后也要再AA一次，因为卵子会在输卵管里存活一段时间等待精子的到来。体温高低差越大表示排卵情况越好，如体温始终接近同一水平，就表示没有排卵。

让精子抓住受孕机会

卵子从卵巢排出后会在输卵管内存活12～16小时，这12～16小时，就是卵子等待精子的时间。而精子排出体外后在女性生殖管道中平均的存活时间分别为：阴道内0.5～2.5小时，宫颈内约48小时，子宫内约24小时，输卵管内约48小时。受精的发生是在输卵管的卵丘或附近处。

汤药坚持喝了两个月，我的体温始终是该高的时候高不上去，该低的时候低不下来，所以，多次努力试孕了后也还是没有喜讯。虽然没有喜讯，但我发现我的"老朋友"的颜色比以前漂亮多了，所以，我就下定决心，哪怕这汤药再难喝一百倍我也要坚持喝下去，并且要一直喝到怀孕为止，抱着"必胜"的决心，我便也就不觉得喝药是一件要命的事了。

第三个月的药喝完我还没有怀孕，这时我已经非常着急了，药喝了不少，钱也没少花，并且还不知道继续喝下去能不能怀上，于是我对医生的不信任感又出来作怪了。

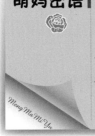

萌妈密语

要想怀孕的概率高一些，是需要有计划地AA的，虽然排卵后在卵子的刺激下精子会加快运行的速度，但是精子的起跑已经晚了一步，这样就会失去很多受孕机会。所以，建议姐妹们在排卵前就要开始AA，如果老公不配合，那就想点办法，不妨色诱一下吧，呵呵！

大豆异黄酮能补雌激素

这段时间，我经常上的一个网，叫播种网，上面也有很多"待孕准妈妈"有类似我这样的情况，有一次看到一个吃了大豆异黄酮而怀上孩子的准妈妈分享的经验之后，我就心动了。

萌妈密语 　　大豆异黄酮是一种植物雌激素，算是一种保健品，只要确定自己缺雌激素，不过量使用对身体是不会有伤害的。

　　到了这个时候，我也顾不了那么多了，想来应该是不会像药物副作用那么大的，于是我就到正规药店里买了大豆异黄酮的保健品开始吃了。

　　除了吃大豆异黄酮，我还学到了两种其他的测排卵的方法。

比林斯法测排卵

　　从月经干净后到排卵日，宫颈里的黏液会有一系列的动态变化，自我观察宫颈黏液的变化并预测排卵期的方法就叫做比林斯法。据很多姐妹反映，这个方法是非常有效的：

　　（1）从外观上看：黏液由混浊逐渐变为半透明，乃至完全透明，就像是透明胶水一样黏稠却清澈。

　　（2）从量方面看：黏液由少渐多。

　　（3）从黏度上看：即黏液拉成丝状的长度，由不能拉丝，一拉即断，到逐渐拉长，能够达到10厘米以上的长度最好。

　　（4）从外阴方面感受：自我感觉外阴由干燥转为湿润，然后变成滑润。

　　比林斯法测排卵的具体操作方法：

　　（1）每晚临睡前用手纸擦一下阴道口，然后观察卫生纸上黏液透明度、量、黏度的变化；

（2）用另一张干净的手纸轻贴黏液并慢慢拉长；

（3）把外阴的感觉记录下来，如干燥、湿润或者滑润。

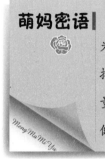

萌妈密语

通常滑滑的感觉可能持续1~3天，润滑感最后一天称为"黏液高峰日"，黏液高峰日一般出现在排卵前2天到排卵后3天，此时开始同房，不但中奖率高，也会有着质量非常高的性生活体验，卵子质量好怀上的宝宝也会更健康。

排卵试纸测量

排卵试纸药店和网上都有卖，很方便，排卵试纸的具体操作方法仔细看说明书就OK了，如果操作有误肯定就不准确了。

最佳好孕姿势

同房姿势也很重要。准妈妈可把臀部抬高（垫个枕头就行），射精以后，准妈妈要把屁股翘起来（要保护好这成千上万只小蝌蚪，别让它们流出来了，说不定哪一只就是你的第二生命呢），然后将屁股左右摇摆一下（哈哈，是想帮助精子快速向前奔跑），然后将屁股保持垫高姿势一到两个小时。据说这种方法很有效。

以前看过一部叫《大奥》的日本电视剧，里面有这样一个情节：妃子们都想快点怀上龙种，其中有个女人受到天皇的临幸后就立即倒立贴在墙上，据说这就是好孕秘方——这应该是屁股底下垫垫子的升级版吧，呵呵！

我和老公那晚的糗事

测体温、比林斯法和排卵试纸测排卵的方法都用着，汤药和大豆异黄酮也同时吃着，一段时间后我发现自己的身体状况还是有些改变的，比如说到了排卵期那几天阴道更滑润了，性欲更强了，等等。当然，2011年10月排卵那几天我也没有放过"创造小人"的机会。

还记得那是排卵期的最后一天了，虽然之前已经AA过多次，但为了能早日怀上宝宝，我还是坚持了一次机会都不放过。

老公最近因为工作和AA的事情非常辛苦。于是，我特地给他熬了补汤，做了可口的饭菜，然后给他发短信：今天就不要加班了，找机会"逃跑"，工作不算什么，孩子才是最重要的。今天是排卵期的最后一天，你一定要早点回来，这个月再努力一次。

老公回复了个无奈的表情算是答应了。

于是，我满怀着期待坐在客厅等他，可都晚上11点半了他还没有回来，看着热了一次又一次的汤，我绝望了，满心怨气地上床睡觉了。因为心里有怨气，所以也睡不着，就在床上躺着，心里还掐算着时间。到了12点，老公终于回来了。我心里是心疼他辛苦的，可一想到他爽约我还是得装个很生气的样子给他看。心想如果他主动过来道个歉就算了，虽然晚了点，还是能补上一次AA的。没想到的是，他明明发现我没有睡（我故意动了一下，暗示他我没睡），他还装作不知道，自己到一旁悄悄地睡觉去了。

我心里又生气又着急，在憋了2分又59秒之后我实在憋不住了，猛得起身朝他大嚷："你什么意思呀？让你早点回来不早点回来，一回来还这态度，对我有意见呀？"

老公见我生气了，急忙说："我没生气，不是怕你生气嘛，我是今天实在太累了，不想那个了。"

"不那个就不那个呗，你不着急我还不着急呢！算了，孩子不要了！行了吧！"

老公一脸无辜地抱住我："别呀，老婆，这可是大事，咱可费了大半年的劲儿了呢。"

"管你呢，我一心想为你生孩子，你可好一点都不着急。"

"我着急，那你生不出来也不能怨我呀。"

听到这句话，我突然感觉到了隐藏在他心里的多多少少的埋怨，只是他不忍心说出来而已。可是这样无意间说出来的话对我的伤害好像更大。我一下子没话了，近十个月的焦虑，喝三个月汤药的苦楚，日夜不能安心睡的煎熬，此刻都化成了无比委屈的泪水一涌而下。我默默地躺下了，不知道该继续说些什么或做些什么……

深知惹了祸的老公看我一反常态地睡觉了，反而有些害怕了，他赶紧搂住我说："老婆，我错了，我爱你……"听到这句话，我的心里有根弦被拨动了一下，有温暖也有心痛，泪水再次夺眶而出。然而，他接下来的一句话真是让我瞠目结舌："我们现在AA吧，努力要宝宝，加油。"我崩溃，现在是什么情况，他居然还能说出这样的话，看着他的样子我觉得又气又好笑，擦擦眼泪，忍着笑说："A个屁，我累了，要睡觉了。"

老公看到我哭笑不得的样子也"扑哧"一声笑了，空气一下子变了味道。

我有预感，今晚我一定能怀上宝宝！愿上帝保佑我！

N种姐妹试用过的助你好孕小偏方

　　另外，还有一些要跟姐妹们分享的好东西就是在此期间老妈帮我搜集来的助孕小偏方。如果你不愿吃药，或者经检查身体并无大碍但还没怀上孩子，那不妨根据自己的口味试试下面的这些小偏方吧！

好孕小偏方 1
艾叶煮鸡蛋

　　艾叶有暖宫、止血、安胎的作用，能够很好地帮你养出优质卵子！此方经民间多年验证，效果甚好，不急着怀孕的姐妹也可以喝来调经，先把"地"滋养肥沃了，也有利于将来"种子"的生长。

功效： 主治经寒不调、宫冷不孕。

材料： 艾叶（中药房有售1斤不超过4块）、红糖及鸡蛋、水。

做法： 艾叶15克放入冷水中武火烧开，然后文火煮15～20分钟，沥出艾叶，打入1～2个鸡蛋（是把生鸡蛋打入滚水中，不要搅散，即做成荷包蛋），鸡蛋煮熟就关火，然后放入红糖。

吃法： 吃蛋喝汤，连服30天。

好孕小偏方 2
红糖姜茶

　　此方跟艾叶鸡蛋的功效差不多，姐妹们可以根据自己的口味选择喜欢的方子。

功效： 暖宫、活血。

材料： 红糖250克、生姜150克、水。

做法： 生姜剁的碎碎的，加红糖放在一起，不要加水，隔水蒸30分钟，分成7份。

吃法： 从月经干净后的第二天开始连服7天，最好早上吃。这7天里不要同房，7天后才能同房。坚持一到两个月，每月只需要喝7天。

好孕小偏方 3
紫河车乌鸡汤

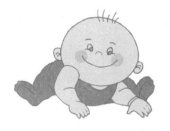

功效：暖宫、促排卵。

材料：紫河车20克、乌鸡半只（脖子以上的部分不要）、干桂圆肉8～12粒、生姜3片。

做法：将8碗清水、紫河车、乌鸡、干桂圆肉、生姜放入砂锅，用武火把水烧开，大约一刻钟后，改用文火烧约1个小时，煲至2碗水，熄火后，加入少量盐调味。

吃法：汤不是天天喝，是在排卵前两天开始喝。在同房前2个小时喝为佳。第二次炖可以把前一天的汤料重炖一遍，此时只用4碗水煲至1碗水即可。

好孕小偏方 4
煮黑豆

有很多姐妹亲自试过这个方法后说，黑豆不但能很好地调节内分泌，促排卵，还可以增厚子宫内膜，月经量少的姐妹食用黑豆后能够增加月经量。

功效：促卵泡发育、补充雌激素。

材料：黑豆、水。

做法：泡一晚上，然后加水煮，煮开后，改文火煮约1小时。

吃法：从月经完了以后开始吃，每天就汤吃50颗左右，喝6～7天。

萌妈密语

黑豆味甘性平，入脾经、肾经，有活血、利水、祛风、解毒之功效，而且含较丰富的蛋白质、脂肪、碳水化合物以及胡萝卜素、维生素B1、维生素B2、维生素B3等营养物质。此外，黑豆中还含有少量的大豆黄酮和染料木苷，这两种物质均与雌激素功效类似。

另外，再补充一点怎么选黑豆。从外表看，又黑又亮看起来很漂亮的黑豆是隔年的陈豆，姐妹们很意外吧，但一定要记住这一点：新鲜的上等黑豆会附着着一层白霜，扒开黑豆后里面有点青色的是上等豆，里面白白的是普通豆。

Meng Ma Mi Yu

好孕小偏方 5
鹿茸乌鸡汤

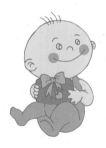

功效： 补肾强筋、生精益血。

材料： 鹿茸5克、乌鸡半只、干桂圆肉8～12粒、生姜3片。

做法： 乌鸡洗净，生姜剥皮，连同干桂圆肉、鹿茸一起放入汤碗，加入适量水，汤碗加盖，隔水炖2个小时，熄火后加入少量盐即可。

吃法： 喝汤，此方有大补亏虚之功效，男女同时吃效果更佳。另外，容易上火的准爸爸和准妈妈要慎用此方。

好孕小偏方 **6**

黑豆糯米粥

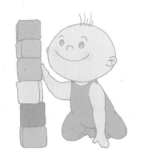

功效：改善黄体功能不足。

材料：黑豆30克、糯米60克。

做法：将黑豆、糯米洗干净，放在锅内（用高压锅做出来的更软烂、更好吃，而且快），加水适量，用文火煮成粥。

吃法：排卵（体温升高）后开始喝，每日服用，直至下月月经来潮为止。

好孕小偏方 **7**

送子茶

送子茶操作简单，功效也很好，并且也是难得的男女都可用的方子，枸杞、女贞子、覆盆子都有补肝益肾，固精明目的功效。

功效：补肾强精、润肺清肝。

材料：枸杞子10克，女贞子5克，覆盆子5克。

做法：锅中倒入300毫升水煮沸，再放入女贞子、覆盆子煮3分钟；枸子放入碗中，将煎好的药汁冲入即可。

吃法：每天早晚空腹饮用1次，没有不适可长期喝，直至怀孕。

好孕小偏方 8

甲鱼汤

如果你的白带到了排卵期前后越来越透明，像清鼻涕一样，可以拉丝，这样就有利于受孕，但是如果你的白带少或者很混浊，就很不利于怀孕了。这个食疗方法对增加透明拉丝白带和卵泡发育很有帮助，并且无任何毒副作用，口感也不错，本身就喜欢吃甲鱼的姐妹这回可要大过嘴瘾了。

功效： 增加透明拉丝、促卵泡发育。

材料： 甲鱼（野生的最好）500克，枸杞子10克，山芋肉10克，山药10克，炖大概45分钟。

做法： 将甲鱼表皮的膜先用开水烫掉，宰成小块，其他材料和甲鱼一起下锅。煮的时候放点姜和葱，煮到40分钟的时候放点猪油，煮好后放盐、味精就行了。

吃法： 来月经的第5天吃，味道有点酸酸的，最好连汤带肉全吃光。一般每个月经周期吃一次即可。如果是卵泡发育不好，可以接着再吃一次。

好孕小偏方 9

阿胶红枣

这个方法比较适合气血两虚的姐妹，如果气血虚的话会影响受孕，气血虚的主要症状是月经量少/色不正/头晕、手脚冷等症状。冬天时，在办公室里喝上一杯，全身都会暖起来。

功效： 气血双补。

材料： 阿胶1盒（用东阿的，质量好一点，50元一盒），红枣500克，蜂蜜少量。

做法： 将红枣、阿胶（用碎药机打碎或让药店的人帮忙打碎）放入碗中，倒入蜂蜜，加入水至刚好没过枣，大火蒸2个小时，放入冰箱备用。

吃法： 每日挖一勺放入平日喝水的杯中（比较硬有些难挖），热水冲服。

好孕小偏方 10

当归金银花

这个方子我没试过，不过听姐妹们说此方的味道不是很好，但功效是非常好的，所以，捏着鼻子吞下去也是非常值得的！

功效：暖宫助孕。

材料：当归50克，金银花15克，红枣10颗，黑豆1把，红糖100克，鸡蛋3～5个。

做法：锅中放入大约3碗水，当归和金银花用纱布包好和其他几样一起放锅中像煮药一样煮。每隔6～7分钟敲敲鸡蛋，让汤汁进入鸡蛋内，最后汤汁剩一碗就行。

吃法：汤喝完，红枣、黑豆、鸡蛋全部吃完。切记！一定要在月经第一天服用，另外，不要刚一出血就服用，出血半天后服用就可以了，每天早上服用一次，连续吃到月经结束，这一点一定要做到。

萌妈密语

以上多数方子中都提到了暖宫，关于这一点，我以前也咨询过医生，医生说中国女性普遍都有些宫寒，尤其是做过流产的，加上现在的年轻人生活压力又很大，很容易导致血气不足、经络不畅、月经不调，甚至患上不孕症。所以，想要怀孕的姐妹，首要任务是把寒冷的子宫调理温暖了，给卵子和精子准备一个温暖的家，有了温暖的家，卵子和精子才能有美好的相遇，继而受精卵才能更安全地住在家里，不至于流产；其次，掌握人体"生杀大权"的是气血，所以准爸妈双方都要把气血调节到最佳状态，那样才有利于孕育出健康又可爱的爱情结晶！

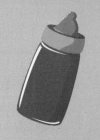

第三章

怀孕第一个月——忙活

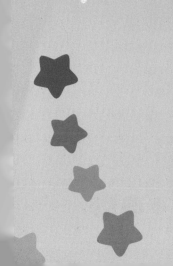
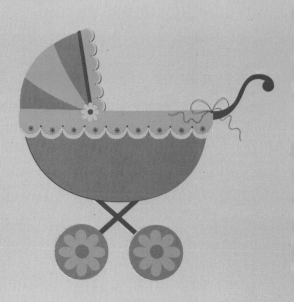

漂亮的两道杠杠——何时现

验孕

排卵期跟老公AA完最后一次后，我强制自己的心安分了几天。众所周知，AA完即使有了宝宝，也不会马上有迹象，因此，对我来说，这个等待过程太漫长了，尽管只有几天，却让我在生命中第一次体会到了什么叫"度日如年"。

终于熬过了一个星期，我蠢蠢欲动的心再也按捺不住了，第8天早上6点多钟，我就迫不及待地去药店买回了早孕试纸。

拿到早孕试纸，我先认真地看了看说明书。虽说在此之前我的验孕经验已经非常丰富了，但每次验孕前我还是要看说明书，因为不同牌子的验孕试纸操作方法会略有不同，一旦操作不当就会导致验孕不准，得不到好消息不说，还要浪费十五元大钞，嘻嘻。

将试纸平放在地上，从尿液滴到早孕试纸板的那一刻开始，我就目不转睛地盯着试纸板开始祈祷：两条红线、两条红线……两条红线……等了很久，无论我心中如何努力默念，另一条线的位置却始终连一点点儿粉红色的水印都没有。我看看表，已经过去五分钟了，一颗热火一样的心，顿时变得哇凉哇凉了。还能怎么样呢，窒息的沉默之后还是沉默……

沉默了很久之后，我终于又想起了那个多次用来宽慰自己的办法：该不会是早孕试纸不准吧！

于是，我拿来另一根早孕试纸板，又验了一次，结果，咳！没力气说了。

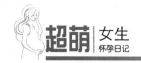
早孕试纸使用心得

因为怀疑早孕试纸不准确，于是我查阅了相关资料，有很多专家说早孕试纸如今已经发展得很成熟了，准确率非常的高。看到这种说法，我的心更凉了——由此可以证明我是真的没怀上。

在这里我给姐妹们介绍一下早孕试纸：早孕试纸有很多种，其中有一种是十五块钱两根装的纸式的，还有一种是十五块钱左右一根的塑料板式的。这两种我都用过，我觉得纸式的不但不好操作而且给人一种在准确率上容易打折扣的感觉，所以，我后来都是买板式的。专家们都说验孕要在月经期过七天后再验，我的经验是不需要等那么长时间，如果真是怀上了，同房后的一星期就能验出来。但也没必要像我一样同房一星期后就天天都验。如果没显示两道杠可以过一星期再验，如果还没显示怀孕，那基本就可以确定没有怀孕了。

萌妈密语

有些姐妹可能时常会忍不住想要验孕，这种心情我特别能够理解，尤其是比较感性的姐妹，比如说我，呵呵，早孕试纸我可以说是用了"不计其数"啊，因为之前那几个月总验，总失望，越失望越想验，几个月下来，光买试纸都花了好几百块大洋，姐妹们可不要学我呀。

又验孕

百般煎熬地又忍耐了一个星期后，我又找出了试纸。虽然已经验了很多次孕，但每次验孕的过程都让我非常紧张，这一次尤为严重，因为如果这次验孕结果还是空空如也，那就可以确定我和老公这个月的所有付出与等待都将是泡影一场，下个月又要再次洗牌重来。虽然刘欢的歌唱得好"只不过是从头再来"，可多次这样的洗牌，我和老公都已经疲惫了，这次如果还不成功，我不知道还能不能有继续喝那比"苦胆"还要难喝的汤药的勇气；我不知道还有没有心情给老公做好补汤等到他深夜回来；也不知道还能不能在凌晨也满怀激情地实施造人计划，这一切像许多的小星星在我眼前转来转去……

我坐在厕所的马桶上，将头靠在厕所的墙上，准备采尿验孕，可是一紧张，刚才的尿意好像蒸发了似的，怎么使劲也尿不出来了，咳！真是不争气，没办法，只好提起裤子，又跑到厨房，一口气喝了三大杯水，直到感觉实在喝不下去了才停止，然后我又到厕所马桶上坐着"酝酿感情"去了。

模模糊糊中我看见两道红杠在我眼前跳跃，我努力地想用手抓却抓不到，那红杠仿佛是有生命的，在挑逗我。我正使劲伸手的时候，突然，好像不知道是谁给我的额头敲了我一棒子，疼得我只想"嗷嗷"叫。

我猛地一怔——原来自己迷迷糊糊睡着了，而且还是在马桶上坐着，手里拿着的那只早孕试纸的情况下。不能再等了，再等下去我可能会疯掉，现在已经有点精神错乱了，我必须立刻得到答案。于是接尿、滴尿，然后又是长达"半个世纪"的等待，一分钟……天啊，两分钟……发生奇迹了，三分钟……真不敢相信——两道红杠杠渐渐显现出来了，虽然颜色还没有那么的鲜艳，但确实是呈现出两道红杠杠了。这是真的吗？一算日子，应该就是那晚——发生糗事的那晚怀上的，女人都有第六感，我就知道我的预感不会错，呵呵！

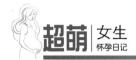

萌妈密语　早孕测试最好用晨尿，后来我才知道，如果在家用试纸检测怀孕的话，最好使用晨尿，因为早起的尿液一般有最高的HCG（人绒毛膜促性腺激素）值。早晨是进行测试的最佳时间。一般来说，用早起第一次排出的尿液会测出最准确的结果。

几经蹉跎的结局——完胜

原来医院测试早孕也是用试纸

因为害怕空欢喜一场，于是我谁都没有告诉，就先到医院找了Z医生，Z医生给我开了验孕的单子，也是让我接尿，这时我才发现，原来医院也是用试纸验的呀，而且，医院用的是最便宜的纸式的早孕试纸。我晕，早知道这样我自己买个试纸再验一次不就完了。不过，我没有后悔来医院，能听到医生亲口跟我说我怀孕了那才真是舒坦呢。于是我耐心等待结果，十分钟后我拿到了盖有医院红章的检测单，上面明明白白写着早孕阳性（阳性+）。我拿给Z医生看，还不放心地问Z医生："这能代表一定怀孕了吗？用不用抽血检查？"Z医生斜着眼看着我说："这不能证明怀孕，还有什么能证明怀孕呀？非得生出来才能证明呀？"虽然，听到的是Z医生这句略带训斥语气的确认，但我还是感觉眼前看见的一切都突然变得那么甜蜜，连医生严肃的脸也给人一种非常温暖的感觉。

Z医生给我开了保胎的汤药，她说我的体温显示排卵并不是很好，所以，担心我会有流产的可能，让我坚持喝保胎药。临走前，她又嘱咐我，没有异常症状不要到医院抽血、做B超检查，免得把好好的孩子折腾掉了。现在，我对她的话是言听计从，因为虽然我用了很多助孕方法，但最大的功劳肯定还是因为喝了她的药。

哎呀，我终于又怀孕了！多不容易呀，多少个日日夜夜查找资料，多少个日日夜夜累得老公"求饶"，今天，我终于可以向他们宣布：

"老公，做媳妇的对得起你！"

"婆婆，你家传宗接代有谱了！"

"老妈，你快当姥姥了！"

我走过的弯路

怀孕后，我给自己的整个怀孕过程做了个总结，基本总结出我走过几次弯路。

首先我坚持看中医，没有看西医。这也许有点太偏激了，其实中医和西医各有好处，但主要是我比较在意西医的副作用。跟我一起在Z医生那里喝汤药的一个姐妹，她就是西医、中医同时看的，结果治疗第一个月就怀上了。西医她找的是海军总医院的一位S医生，我也到网上了解过S医生，对S医生的评论也是好评一波接一波的。

通过将我和其他姐妹的情况做对比，得出以下建议：

身体比较虚（腰酸、腿软、怕冷、失眠、脱发）的人可以先不着急要孩子，把身体调理好点再要孩子，那就选择喝汤药，不适合选择西医治疗；

身体没有那些虚弱的症状，只是因为排卵功能不好怀不上的，可以选择中、西医同时治疗，这样可以快点怀上孩子，以免像我一样，备受煎

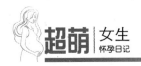

熬，时间太久，都已经筋疲力尽了。

选择西医也好，中医也好，一定要找对医生，现在混事蒙钱的医生也不是没有，所以，在决定找医生治疗之前一定要谨慎选择。以上我所提到的两位医生，都是不错的医生，但医生医病也讲究缘分，人和人的差异也非常大，所以，哪位医生都不能保证百分百的治好每一位病人。因此，治病的心态也很重要。

孕产书——可以轻松读

"老婆你太伟大了，竟然也能怀孕！"老公得知我怀孕后，激动得大喊大叫。

"去，说什么呢，我是女人当然能怀孕了，以前是我不想怀，就是想试探你爱我够不够深。"

"好好好，怀了就好。"

"老公，你喜欢男孩还是女孩呀？"

"男孩女孩无所谓，只要是我的就行。"

"废话！你种的豆子还能长出高粱呀。"

"也对！哎，你说要是儿子的话，他会不会长得像古天乐一样帅气。"

"要是真长得像古天乐一样，你还能活吗？"

"哈哈，也是。瞧我都乐傻了，那还是像我吧！虽然人不帅，但是人品好！"

"别贫了，我要赶紧看看我的宝宝现在是什么样了？"

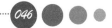

"老婆%#&*#……估计在B超下现在也只是一个黑点。"

"你笨呀，书上不是有吗？我要看看我的宝贝是经历多少艰辛才住进我肚子里的。"

说着，我拿起我们早就已经买来却还从来没看过的孕产书。

怀孕第1周——受精卵的形成

从准妈妈的末次月经开始，就进入孕40周的第一周了。

……此处略去1000字，百科类的孕产书此处都是一些对准妈妈没有实际指导意义，看起来又非常累的医学知识，但为了满足准妈妈们的好奇心，我还是将整个受孕过程用通俗的语言改编成故事讲给姐妹们听吧：

那是两颗神秘的星球，一颗叫女人，一颗叫男人，在这两颗星球里面生活着的是数以万计的小细胞军队，这些细胞军队可以分为两类：一类是将来能发育成心、肝、脾、胃、肺、肾、肌肉、骨骼等器官的"体细胞"；另一类是承担着繁衍后代重任的"性细胞"，性细胞也叫做生殖细胞，男人有精子，女人有卵子。

当两个星球相互撞击（同房）时，2亿～4亿只精子组成的军队冲进女人身体的通道内，精子们的任务是要翻山越岭找到卵子。而卵子也不甘示弱，早就在自己家门口准备好应战了。

精子们没想到要见到卵子是一件那么困难的事，不光要跋山涉水，还要过草地，趟沼泽，深一脚，浅一脚，一不小心就会陷进泥潭动弹不得，身体虚弱的精子更是遇到一个褶皱的山头就被拦住了（阴道内的路程对于精子来说就是这样的崎岖），最终只能是死在路上，所以，能够到达终点的精子少之又少。

当所剩无几的精子看见卵子的那一刻，它们会使劲全身力气想要钻进卵子的身体里去，因为他们知道谁先进去谁就有机会不再做一条虫，而是做一个人。于是大家争先恐后地往卵子的身体里钻。卵子呢，也奋力反抗着，用坚硬的外壳紧紧地包裹住自己的身体不让精子有机可乘。然而，一阵激烈的抗争后，精子们会喷射出一种化学液体，那液体实在太厉害，能把卵子的外壳融化出一个小洞，这时，有一只最强壮也是最聪明的精子就以迅雷不及掩耳之势钻进卵子的身体里去了。卵子受到刺激，更加用力地保护自己，绝不再让别的精子乘虚而入，于是卵子的外壳变得更加坚硬，其他精子再也无力进到卵子里去了。而进去的那只，便尽情地享受那里面的温暖，吸收着那里面的养分，一天一个样，不断地变化着，它不再叫做精子，它的人生从此开始了。谁能说这只成功的精子不伟大呢，每一个成功的精子都是最强的。受精卵就这样形成了。

怀孕第2周——风平浪静下的暗度陈仓

怀孕第二周从外表看准妈妈的身体完全没有变化，准妈妈自己基本上也没有明显的感觉。其实准妈妈的身体里有一对小情侣早就暗度陈仓了，并且正在寻找他们的家。

怀孕第3周——如同一颗小桑葚

怀孕第三周，受精卵将经过3～4天的运动到达子宫腔内，这就是寻找家的过程，在这个过程中受精卵由一个细胞分裂成多个细胞，并且会变成一个总体积不变的实心细胞团，医学上称为"桑胚体"。

本周受精卵标准参考值：体积0.2毫米左右，重量1.505微克左右。

这一周大多数准妈妈自身也还没有什么感觉，但是姐妹们，从现在开始，你们的生命中就会多了一份责任，当然，在你付出辛苦和做出牺牲的同时，宝宝也将会给你带来无与伦比的快乐，从此宝宝与你们同欢乐，共哭泣，你们的母爱、父爱的天性将会被毫无保留地激发出来，并且一生都会享受这种主动的爱。

怀孕第4周——宝宝有了温暖的家

怀孕第四周，受精卵会分泌出用来分解蛋白质的酶，这种酶能够在子宫内膜表面"挖出"一个缺口，并且逐渐向里层侵蚀。受精卵进入子宫内膜之后，子宫内膜上的缺口会迅速修复，并且把受精卵包裹住，那时受精卵便着床了。从此以后它就不叫受精卵了，而叫做胚胎，此时的胚胎称作囊胚。之后，囊胚渐渐长大，并且不断地分裂，一部分形成大脑，另一部分则形成神经组织。

一个月之后，囊胚会变成一个椭圆形的小东西，有点像一颗小黑豆。隆起的部分就是心脏原基，它虽不具有心脏的形状，但它已经有了轻轻搏动的能力，在不像人形的身体中存活着了。

一般准妈妈能确认自己怀孕就是在这一周了（早孕试纸上的两道红杠非常明显了或到医院抽血检查确认）。一直对怀孕这件事多疑的我在这个时候做了再次确认。

"没想到你肚子里的世界，在这四个星期里发生了这么多不平凡的事呀。"老公喃喃地说，不自觉地摸摸我的肚子。

"当然了，现在宝宝就在我肚子里轻轻地跳动着呢。"

"老婆，往后的十个月你一定越来越辛苦，从今天开始，你就是我的女皇，你说需要我为你做什么吧？"

"这个是必需的！你不用急，用得着你的地方还多着呢，看客厅里乱七八糟的，赶紧去收拾一下！专家说怀孕期间创造一个舒适的环境很重要呢。"

准妈妈需要重视的——我都重视

怀孕期间创造舒适的环境很重要

居室宜整洁宽敞

准妈妈住的房子里要整齐清洁、安静舒适、宽敞明亮、通风通气。

"去，先把窗户打开给我和孩子通通风。"

"遵命，女皇！"老公屁颠屁颠地去开窗户了，"还有什么需要我做的尽管说"。

冬暖夏凉，干湿适度

准妈妈住的房子要保持一定的温度，最好在20℃～22℃，干湿度也要保持适中。

"去，把咱家的温度湿度计拿来，看看温度和湿度都合适吗？"

老公拿来温度计、湿度计说："温度是，零下10℃，湿度是，极干燥。天哪，老婆，你很危险呀。"

"什么？现在才10月！"我拿过温度湿度计一看，"这不是坏了吗？"

老公一脸无辜："原来是坏了呀，把我吓死了。"

"你去超市再给我买一个吧。""这个一定要买吗？有那么重要吗？"

"当然，专家说，准妈妈家里一定要备一个温度湿度计，才能确保给准妈妈一个好的环境。"

"好，我一会就去买。"

物品摆放，安全第一

准妈妈住的房子里一切物品、设施要方便于准妈妈的日常起居，还要消除不安全因素。

老公在屋里转了一圈说："咱家的饭桌得挪挪，以后你肚子大了，走路会碍事；咱家的电脑桌也得挪挪，离你睡觉的床太近，免得有辐射。就算辐射不大，电流、风扇的声音肯定也会影响你和孩子的健康；咱家的床，对了，老婆我给你换张超软的席梦思床垫吧，这样你才能舒舒服服地度过孕期。"

"停！停！前面两条说得挺好，最后一条免了吧，专家说了准妈妈不能贪恋软床。"

准妈妈不要贪恋软床

准妈妈不要睡在质地偏软的床垫上，这是因为妊娠中晚期的准妈妈脊柱比没怀孕时腰部前曲的幅度更大，如果睡在松软的席梦思床垫上，仰卧时，会比一般的床更容易使腹主动脉和下腔静脉受到压迫，进而影响到准妈妈和胎宝宝的健康；侧卧时呢，脊柱会不同程度的向侧面弯曲，长期下去会使脊柱结构与脊柱形态发生异常变化，如压迫神经，加重腰肌负担，从而增加了准妈妈腰痛和腿痛的发病率等。

另外，在这种条件下睡觉，既不能消除疲劳，又影响了准妈妈的生理功能。所以，准妈妈应该尽可能地睡棕绷床或者是硬板床。硬板床上最好铺9厘米厚的棉垫或4千克以上的棉被褥。枕头呢，要松软一些的，高低要适中，这个根据自己的需求配备。

有双脚水肿症状的准妈妈，可以在双侧小腿下垫一个棉被之类的松软一些的垫子，这样能有利于缓解水肿症状。

"哎呀，老婆。我差点犯了大错了，我现在就把咱家的床垫撤掉，让

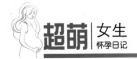
你睡硬板。"

"哎呀，不用换了，咱家的床垫虽然是席梦思，可又不是很软的那种，专家的意思并不是非得睡硬板床，只要软硬适中就可以了。"

"哦！明白了，凡事不用那么苛刻，适度就好。"

"行了，你先歇会吧，听我一起都跟你说完，有什么需要做的你一起做。"

"好的老婆，我听你的。"说着老公顺手从桌子上拿了一支笔和一个小本子，躺在我身边准备记录。

"听好了，还有很多需要注意的事情呢。"

"遵命。"

色彩搭配，点亮生机

准妈妈住的房间色彩搭配也要重视。

可以用一些准妈妈喜欢的装饰品来加以点缀，还可以用绿色植物给居室带来生机，如仙人掌、吊兰等。

"我明天去买盆仙人掌，仙人掌的生命力很强。"老公插嘴道。

"你先听着，别插嘴。"

"是。"

准妈妈少进厨房不吃亏

厨房原本是女人施展才华的地方，可煎、炒、烹、炸过后，厨房中充斥着的烟气、油气对准妈妈和胎宝宝都有着极大的伤害，如果使用的是天然气，还会有少量没有充分燃烧掉的一氧化碳在空气中弥漫着。总之，准妈妈进厨房百害无一利。

我正奇怪老公怎么不插嘴了，再一看，他已经睡着了，想想老公最近可真是太辛苦了，于是我没有再打扰他，自己继续看难啃的孕产书。

不要给准妈妈住的房子装修

如果没有买对装潢材料，材料中的各种有害气体就会在室内长期的大量的挥发，那些看似富丽堂皇的美丽装潢，就是准妈妈和胎宝宝的隐形杀手，不但会导致胎宝宝发育迟缓，还会导致新生儿体重过轻，更有甚者会引起各种重大疾病。

我以前听一位医生讲过，在儿童医院看病的7个白血病患儿中，有5个是准妈妈在怀孕期间家里装修了房子的。你们听听，这是多么严重的事情呀！虽然临床上并没有研究证明装潢材料的有害气体有导致白血病这么严重的疾病的危害，但尽量避免这种可能不是更好么！

所以，如果家里的房子是新装修的，准妈妈千万不要去住，宁愿多花点钱也要在外边租个房子住。一般装修超过一年问题就不大了，超过两年会更保险一点。

如果没有装修，在宝宝小的时候最好也不要装修，宝宝的抵抗力差，会对装修的气味敏感的。另外，宝宝会到处乱画乱踩，你会心疼家里白白的墙壁的，呵呵，要装修还是等宝宝大一点再说吧！

如果家里的装潢太新气味太重的话，除了对胎宝宝有着致命的伤害，也会直接影响到准妈妈的睡眠。

睡眠对准妈妈的重要性

首先，准妈妈要睡在舒适、清新的环境里；其次，是必须注意入睡时间，能取得较好睡眠质量的入睡时间是晚上21：00～23：00，中午12：00～13：30，凌晨2：00～3：30。在这些时候，人体精力下降、反应迟缓、情绪低落，利于身体转入慢波睡眠，以进入甜美的梦乡。

在此我再给姐妹们普及一下睡眠对我们身体各个器官的影响：

子时（23：00～1：00）：胆经最旺，人在睡眠的状态下，胆可以新陈代谢，防止胆结石、胆囊炎的发生。

丑时（1：00～3：00）：肝经最旺。人在思维和行动需要肝血的支持，肝像一个血库。丑时，人必须在睡眠的状态下，肝才能换掉废血，产生新血。

寅时（3：00～5：00）：肺经最旺。中医讲"肺朝百脉"，肝产生的新鲜血液由肺输送于百脉，这样人早上才能气血旺盛，精力充沛。

卯时（5：00～7：00）：大肠经最旺。肺与大肠相表里，肺得到休息调养，有利于大肠蠕动，有助于排泄。

辰时（7：00～9：00）：胃经最旺。胃经旺时有利于消化，如果人在辰时不吃食物，消化液会腐蚀胃黏膜，此时人在睡眠中可减轻这种损害。

巳时（9：00～11：00）：脾经最旺。脾将食物精华提取，有利于造血。

午时（11·00～13：00）：心经最旺。中医讲"心神相通"，此时睡上一觉（15分钟即可）养心怡神，有利于滋养人的气血，故午觉又有"养颜觉"之说。

未时（13：00～15：00）：小肠经最旺。中医讲"心与小肠相表里"，睡个午觉，心气充足，有利于小肠洗收，有利于皮肤的红润和吸收营养。

申时（15：00～17：00）：膀胱经最旺。此时排尿可将体内"火气"排出，泻掉小肠下注的水液和"火气"。

酉时（17：00～19：00）：肾经最旺。肾通脑，主智、主骨，贮藏精华。

戌时（19：00～21：00）：心包经最旺。心包是心脏的外围保护组织，进入心脏的病起初会被挡在外面，心脏不适的人此时调病，可把病消灭在心包。

亥时（21：00～23：00）：三焦经最旺。三焦通百脉，如养生，此时睡觉，百脉受益。

对于普通人睡眠都这么重要，何况是准妈妈呢，所以，那些习惯了晚上不睡早上不起的夜猫子们，为了你们的小宝宝就改掉坏习惯吧。

经常晒被子去潮又消毒

影响睡眠的因素有很多，被子如果不够干爽不但盖在身上不舒服，也会影响睡眠，同时，潮湿的被褥也容易滋生细菌和各种微生物，对准妈妈造成伤害。因此，给准妈妈提供一床干爽、松软的被褥很重要。准妈妈大着肚子将被子拿上拿下的很不方便，因此准爸爸要承担起晾晒被褥的责任哦。

准妈妈洗澡有要求

准妈妈洗澡不能盆浴

千万不要将下身泡在水里，因为准妈妈跟没怀孕的女性相比阴道内乳酸量降低，对外来病菌的杀伤力也大大降低，如果将下身泡在水里，细菌就有可能通过阴道进入腹腔，从而引起宫颈炎、附件炎等，甚至发生子宫内感染，严重者会导致早产。

最好采取淋浴的方式。淋浴的时候要特别注意浴室的地面要防滑，避免因摔倒而导致的流产或早产。如果家里浴室的地面不是防滑的，可以买一双防滑拖鞋给准妈妈穿。

准妈妈洗澡不要超过15分钟

洗澡的时间过长，准妈妈的血管就会扩张，从而血液流入到躯干、四肢过多，进入大脑和胎盘过少，这种情况不但会引起准妈妈自身脑部缺血，发生晕厥，还会造成胎宝宝缺氧，影响胎宝宝神经系统的发育。

室温和水温都不能太高

准妈妈洗澡时，室温跟体温差不多就可以，如果感觉到闷热，那很有可能会因为准妈妈缺氧导致胎宝宝发育不良。

准妈妈洗澡的水温过热，会使母体体温暂时升高，继而破坏胎宝宝头部羊水的恒温，一旦胎宝宝头部羊水的恒温被破坏，胎宝宝的脑细胞就有可能被杀死，将来生出来的宝宝便有可能是智障儿。

浴室的门留个缝透气

在洗澡的时候，浴室的门最好留个缝，有利于换气，尤其是夏天。

我以前听一个朋友说过，她认识的一个准妈妈大夏天洗澡，将浴室的门关的很紧，水温开得也比较热（很多准妈妈习惯洗热水澡），等她感觉到难受从浴室出来时，却发现胎宝宝不动了，到医院一检查，胎宝宝已经死了，医生说胎宝宝是被闷死的。所以，姐妹们，对于洗澡，我们还是要重视起来呀。

生殖器卫生别忽视

大多数的姐妹都知道我们的宝贵私处是一定要保持干净的，只是有些姐妹不知道，那个宝贵的地方也是非常脆弱的，有些特别爱干净的姐妹每天都会早晚各洗一次，并且每次都放很多洗浴用品，洗得干干净净。其实姐妹们不知道那样做也会给私处带来疾病的隐患。任何一种洗浴用品都是化学制剂，它在杀死身体上的有害细菌的同时也会杀死有益菌，被洗过的部位酸碱度被洗浴用品改变，不再利于有益菌的生长，于是有害菌就开始大量繁殖，时间一长，私处就患病了，所以，清洗也是有技巧的。

萌妈密语

清洗生殖器也是有技巧的。正常情况下，姐妹们每天睡前认真的清洗一次就可以，但千万记住只用清水洗（最好是淋浴，不要用盆子），不放任何洗浴用品，这样就能保持私处的健康。有特别症状的（比如白带多的）可以早晚各洗一次，但也不要用洗浴用品，清水足以洗干净了。

准妈妈穿衣需谨慎

说完了居住环境、睡眠和洗澡的事，再来说说准妈妈的穿着问题。

衣裤尽量选择宽松的

我怀孕的时候，都是选择纯棉、宽松的服装穿，但有些准妈妈为了漂亮，在怀孕后还穿紧身的衣裤，尤其是塑型裤，紧紧地箍在腿上不说，同时裆部也紧贴在准妈妈的生殖器上，生殖器受到挤压和摩擦都有可能会引起妇科炎症，一旦患了妇科疾病就会影响到胎宝宝的健康。

选几双合适的鞋子

很多准妈妈刚刚怀孕时还没有什么特殊的感觉，于是仍然像没怀孕时一样穿着高跟鞋走来走去。其实这是非常危险的行为，鞋子的后跟高会使身体力量集中在腰部，走起路来非常费力，容易腰痛，而且一旦摔倒，还有可能造成流产。

有的姐妹看到这里就说，高跟鞋不能穿，那我穿无跟的平底鞋总行了吧，怀孕期间穿完全没有后跟的鞋也不好，（如板鞋、布鞋），因为鞋跟太短或没有跟，力量直接作用于脚后跟，走路时也容易疲惫。最好是选择

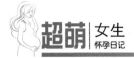

有一点跟的鞋，高度在2厘米左右。

另外，准妈妈千万不要买好看却不合脚的鞋子，否则不但穿起来脚累，而且很容易崴脚脖或摔倒。同时，怀孕以后，下肢及脚部容易肿胀，所以尺码的选择更要谨慎。

萌妈密语 以上这些要求准妈妈们不只是孕早期要严格遵守，整个孕期也都要尽力做到哦，对于妈妈来说最大的成就感就是宝宝的健康成长吧！不管以后发生什么事，当面对宝宝的时候，你都可以坦然地说一句："妈妈为你尽全力了。"

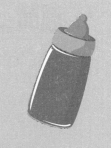

第四章

怀孕第二个月——刺激

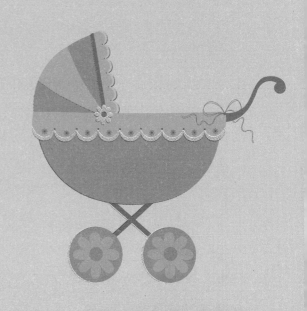

怀孕第5周——三胚层的奥秘

三胚层是胎体发育的原始根基。三胚层的形成是因为囊胚在子宫内着床后逐渐向四周扩展，在这个过程中，囊胚会分化成外、中、内三胚层。在三胚层中，每一个胚层都会分化为不同的组织。

外胚层：分化成神经系统、眼睛的晶体、内耳的膜迷路、皮肤表层、毛发和指甲等；

中胚层：分化成肌肉骨骼、结缔组织、循环、泌尿系统；

内胚层：分化成消化系统、呼吸系统的上皮组织及有关的腺体、膀胱、阴道下端及前庭等。

胎盘开始工作了

由胎宝宝绒毛膜及母体子宫蜕膜共同组成的盘状结构叫做胎盘。此时，胎盘开始给胎宝宝供给营养了。绒毛膜和脐带也在这时候开始发挥它们的作用了。

本周子宫底高度和孕前相比还没有什么不同，羊水量约10毫升。

这个时期给胎宝宝提供养分的胎盘还没有发育完全，功能还很不完善，因此前三个月一定要小心，营养要好，休息要好，否则都会影响胎盘的发育。发育迟缓的胎盘会导致胎宝宝所需的营养供应不足，最终引起流产。

还有一点就是卵巢功能不好的姐妹也要格外地注意。如何知道卵巢功能好不好？那就是看怀孕前月经正不正常，排卵好不好，如果这一切都好，那证明卵巢功能没有问题。

这些知识我早就听说过，但是没有重视，导致我经历了一段受煎熬的先兆流产时期。

晨起恶心——幸福的呕吐

关于孕吐，我有点悲催，打从验出怀孕的那一刻我就开始觉得恶心，还经常呕吐，真不知道是心理作用还是早孕反应，幸好有姐妹们介绍的防止孕吐的小偏方（后面会写到），我的孕吐才得到一些缓解。不过说实话，等了那么久才得到怀孕的消息，刚开始孕吐我心里还是很高兴的，我知道那是幸福的暖流，是开心的暖流，那时恨不得在别人面前多吐几次以证明我是个准妈妈了。可是，天长日久下来，我有点受不了了，呵呵！

萌妈密语

"晨起恶心"并非是单指在晨起的时候恶心，而是说恶心的症状不管出现在清晨还是夜晚，或者其他任何时候，都被称为"晨起恶心"。这种症状通常在6周左右的每天早晨开始，活动后会稍微减轻，一般情况下，到13周左右逐渐好转，直至消失，个别体质另当别论。

姐妹传经验——我也做"皇后"

我们老家在传统上有这样的风俗：一般都怀孕3个月过后才通知亲朋好友，而我让亲戚朋友们等得太久，于是确定怀孕的第2天我就一一通知到了，尤其是我的闺中密友。

闺蜜得知我怀孕后非常开心，还专门叮嘱我要好好把握这十个月，好好当一把皇后，还温习了一遍她怀孕的时候是怎样当皇后的。

从得知她怀孕后，全家都把她当皇后一样伺候着，补品买了一大堆，买她喜欢的吃的喝的不说，老公也变得比以前更温顺了，用她自己的话说，她老公一夜之间从"大灰狼"变成了"小绵羊"：每天主动给她洗脚、按摩……就连洗澡的时候，老公也得给准备好毛巾和内衣，并且守在门口随时伺候着；吃鱼的时候老公给她把刺挑干净了喂她吃；吃煎饼时，老公把大葱卷好塞到她的嘴里（此准妈妈是山东人）；最经典的是，她晚上睡觉有蹬被子的习惯，自从怀孕后，她老公就时常夜里醒来给她盖被子。有一次因为老公惹她生气了，搞得她夜里失眠，她故意多蹬了十几次被子，折磨得她老公一夜都没睡。

哈哈，看来我也该学学她啊，平常没享受过的待遇，在怀孕期间都好好享受享受，生孩子这事儿，一辈子可能就这一次了，一定得好好利用利用。

跟闺蜜聊完我就开始盘算晚上老公下班后怎么找机会好好使唤他一下，暗想自己享受着皇后般的待遇心里会是怎样的舒坦，想着想着不由地笑出声来……

谁知，人算不如天算，那晚老公加班了，回来时都夜里11点多了，我实在不忍心再使唤他，还得帮他做夜宵。等他吃完夜宵，我早就酣然入睡了。

流产史——令准妈妈肝儿颤的回忆

第二天一大早，我正在家里悠闲地听音乐，突然我的闺蜜打来电话说，她一个同事刚刚做了宫外孕手术。我当时就一愣，跟我说这个干嘛！

其实她给我打电话的目的是想建议我也去医院做个B超、抽个血检查一下。我以前很少去医院抽血，现在又怀孕了，更不愿总往医院跑，再说Z医生还特别叮嘱我没有症状不要去医院瞎折腾，更何况我还一直喝着Z医生给我开的保胎药呢，应该没有问题。可闺蜜的下一句话让我害怕了：她的同事怀孕前跟我的症状很像，也是月经不调，怀不上孩子，好不容易怀上后却是宫外孕。

在她的游说加恐吓下，我让她陪我去了一家西医院。挂完号在椅子上等候时，跟周围的几位准妈妈聊了起来。交谈中我才得知，好几位准妈妈都有过流产史，所以，这次也很害怕，怪不得感觉她们都一副紧张、沉重的表情呢。

安徽准妈妈：30岁，2005年和2006年怀过两次孕，但都是在两个多月时发现是宫外孕做了手术，这是第三次怀孕，她是既兴奋又极度的担忧，简直快要崩溃了，所以，一发现怀孕就来检查了。

河南准妈妈：38岁，结婚十年没一直没怀上孩子，2010年怀过一次孕，但是是宫外孕，并做了宫外孕手术。这次她又怀孕了，可是刚一确定怀孕就发现阴道里有血迹，所以，她非常的害怕，想尽快确认是不是宫外孕。

北京准妈妈：35岁，婚前做过两次人流，结婚后怀了两次孕，都以自然流产告终。现在子官上又长出了息肉，就像医生说的，女人到了该生孩子的时候就要生孩子，就如同那是一块地，你不种麦子，它就长稗子，长了稗子就很难再长出麦子。在经过中西医各种方法的治疗后，好不容易又怀上了，可却发现胎宝宝发育的不太好，所以，她每天来打孕酮针，打了三天了，孕酮是上去了，可HCG（代表胎宝宝发育情况的数值）翻倍还是不太好，所以她也很担心。

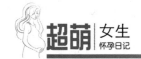
北京准妈妈：25岁，这个妹妹很年轻就结婚了，这次是她第一次怀孕，她孕前没有任何的月经不调症状，可是在怀孕第6周的时候却发现了阴道出血，她经过B超检查之后被医生告之：因为精子质量不好，可能会导致流产。她一边向我哭诉，一边埋怨坐在一旁的喜欢抽烟喝酒的丈夫。

本来我怀孕挺开心的，可是听了这几位姐妹的诉说之后，我的心情也变得非常沉重了。轮到我的号的时候我没进去，因为心里真的很害怕，想先看看她们的结果再说。

过了一段时间，安徽准妈妈和河南准妈妈的检查结果依次出来了，安徽准妈妈是幸运的，起码直到她检查那一刻为止，她的宝宝还是健康的。然而，河南准妈妈就惨了，又一次被诊断为宫外孕，医生已经给她安排了手术时间。她看着检查结果，眼泪不住地往下流。

看到她的样子，我的手有些颤抖了，既想快点知道我的宝宝怎么样，又害怕知道结果，万一是不好的结果可怎么办，好不容易怀上的孩子如果有什么三长两短，我该怎么办啊！趁着闺蜜没注意，我以上厕所为理由逃跑了，一边跑，一边想Z医生跟我说的话："没有异常症状别上医院抽血，孩子没事也折腾出事了。"此刻，这句话就是我最大的精神支柱。

我回到家后的第一件事就是查找有关的医学书籍和资料，了解宫外孕的情况。

宫外孕——像魔咒一样可怕

什么是宫外孕

正常在子宫内受孕被称为"宫内孕"，"宫内孕"是受精卵经由输卵管移动到子宫腔内着床，然后渐渐发育成胎宝宝。"宫外孕"顾名思义就是说在子宫以外的地方受孕了。受精卵没有到达子宫就在其他不该停留的地方停留了下来，并且在那里生根发芽。常见的"宫外孕"有90%是出现在输卵管部位，医学上也称这种现象为"异位妊娠"。这样的受精卵不仅不可能存活下来，而且还像一颗定时炸弹，随时威胁着准妈妈的生命。

宫外孕的症状

下腹痛：宫外孕导致的腹痛分为两种：在宫外孕还没有破裂的时候，腹痛的感觉是有排便感，下腹坠痛，严重时会剧痛，并且伴有冷汗淋漓；当宫外孕破裂时，会突然感觉下腹的一侧有撕裂般的剧烈疼痛，还经常伴有恶心、呕吐、头晕、虚脱的症状。

停经：大多数人会忽略宫外孕是因为宫外孕流产或破裂前基本没有什么异常症状，表面看来跟正常怀孕没有区别，所以也会有停经的现象。

阴道出血：阴道出血是宫外孕在初期的常见症状，如果有姐妹发现怀孕后阴道出血，那一定要及时去医院就医，不管是不是宫外孕都要彻底排查一下，即使不是宫外孕也可能需要保胎。

晕厥与休克：这是宫外孕后期常见的严重症状，由于腹腔内发生急性大出血，可能引起血容量减少并伴有剧烈腹痛，因此会导致准妈妈晕厥甚至休克。

另外，宫外孕也是很容易和其他一些腹痛的病症相混淆，姐妹们要细心区分：

阑尾炎的疼痛是从心口开始逐渐移至右下腹；

肠扭转的疼痛是突如其来的腹痛、腹胀；

胆结石是右上腹疼痛；

宫外孕是下腹剧痛。

不管是哪种疼痛，我都建议姐妹们要及时就医，有句话叫做"不怕一万就怕万一"。

萌妈密语

在此我要再次提醒一下姐妹们，宫外孕是比流产更可怕、更危险的"急腹症"，必须要对宫外孕保持高度警惕，一旦出现停经、腹痛、阴道出血等现象中的任意一种，都应该立即去医院检查确诊，并进行及时治疗或抢救，否则后果不堪设想。

引起宫外孕的原因

结核、子宫内膜异位、慢性输卵管炎等，都是引起宫外孕的常见原因。

宫外孕的防治和保健

日常生活中，做好预防宫外孕的工作很重要。

（1）输卵管炎是宫外孕的大忌。女性在产后、流产后和月经期都要特别地注意卫生问题，预防输卵管感染；一旦发现自己得了输卵管炎，那么一定不要怀着侥幸的心理急着怀孕，应该遵从医嘱，彻底将输卵管炎治好了再怀孕，以免造成不可挽回的悲剧。

（2）急救措施的选择。一旦有确诊是宫外孕破裂，应进行手术治疗，并且需要及时补充流失的血液。

（3）保守治疗宫外孕：上面所说的需要手术治疗的是宫外孕破裂的情况下，但如果宫外孕没有破裂，并不一定需要手术，情况不严重的进行流产就可以了。

萌妈密语

不过请姐妹们一定要牢记，非手术治疗也必须在医院进行，并且需要医护人员严密观察血压和脉搏，还要提前做好手术所需的一切准备，以防出现意外情况好及时抢救。

宫外孕我是了解了，可还不如不了解，了解了宫外孕的情况之后，我总担心自己也得了宫外孕，没事时我会摸摸自己的肚子，"冥思苦想"自己到底会不会是宫外孕，有时候也感觉自己输卵管的位置会有点刺痛，天哪！怀孕了输卵管那为什么会疼呢？难道真是宫外孕吗？一想起这个我的心总会时不时地颤抖。

为了得到点安慰，我就去找Z医生了。可那天正巧赶上Z医生请假了，于是我找了另一位医生，并把闺蜜说的话跟那位医生说了。那位医生很沉稳地说："人家流产你就得流产呀，你这不是喝汤药保着胎呢吗？又没有什么症状，不需要抽血检查。"我又问她为什么我的肚子会偶尔有点疼，医生说，刚刚怀孕时准妈妈还不能适应子宫的增大，偶尔有点疼是正常的，如果疼得厉害就需要看医生了。她问我疼得厉害吗，我想了想，摇了摇头，她就不再搭理我了。

听她这么一说，当时我的心就踏实了很多。可是回到家之后，当肚子偶尔又疼的时候，我便又开始恐慌了：没有剧痛也许是因为还在宫外孕的早期呢？闺蜜再次劝我到医院检查，我坚决不肯，因为我没有勇气面对那三个字——"宫外孕"，是福不是祸，是祸躲不过，如果不是宫外孕，自然不用检查，如果真是宫外孕，那就只能说是天命难违了。于是，我怀着忐忑不安的心情度过了第五周。

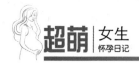
怀孕第6周——宝宝长鼻孔了

怀孕第六周，胚胎开始快马加鞭地成长了，细胞也在迅速地分裂着。

本周胎宝宝的心脏还很小，并且只有一个心室，尽管如此，它已经能够进行规律的自主跳动了，血液开始在细小的血管里循环；连接大脑和脊髓的神经管也已经闭合；消化管道开始逐渐形成，并且前肠、中肠和后肠，肝、肺、胰腺以及甲状腺等重要器官也具有了雏形。

面部特征也渐渐出现了，脸上呈现出了两个小鼻孔；脖子和小下巴也正在成型的过程中；胎宝宝的身体现在还是蜷缩着的，就像一个英文字母C一样，头部和臀部能够明显地分辨出来；宝宝未来的胳膊和大腿也正在像蓓蕾一样在胚胎的上部和下部钻出来了。

本周胎宝宝标准参考值：胎宝宝的顶臀长大约有5毫米了。

萌妈密语　　所谓的顶臀长，是指胎宝宝的坐高或者胎宝宝的头顶到臀部的距离。想测胎宝宝的长度只能这样测，因为胎宝宝的腿经常弯曲着，很难测全身长。

子宫像个"葡萄柚"——我开始变得有点懒

本周子宫开始长大，大小跟葡萄柚差不多。随着子宫逐渐的增大，准妈妈可能会有一些异常感觉，而这些所谓的异常感觉不是非常严重的话都不需要看医生，如下腹部有点疼痛，子宫偶尔收缩。

大多数准妈妈此时都开始变得慵懒，我也不例外，大白天的我就有一种昏昏欲睡的感觉，总想躺在床上一动不动，并且我也越来越讨厌人多的地方，不爱做家务，也不想说话，只想一个人静静地待着。

医生说这种异常的疲倦通常过了前三个月就会消退。当我的身体逐渐习惯于怀孕状态时，就不会觉得疲惫了。医生要我把怀孕的疲倦当成一种信号而不是一种症状，她说，疲倦是身体的警示灯，它想告诉我"你该休息了，好好休养身体才能孕育出健康的宝宝"。医生还叮嘱我这个时候应该尽量避免外出旅游，因为此时的胎宝宝与子宫连接得还不够牢固，过量的运动有可能引起流产。

一想到"流产"这个词，我就像是被注射了化学药剂，立刻变得精神紧张，并且还开始反胃，紧接着就是恶心、呕吐，也搞不清楚是被"流产"这个词吓得才变成这样，还是正常的孕吐反应。

孕吐莫惊慌，咱有防治孕吐小偏方

从古至今，孕吐是每个准妈妈几乎都要经历的事情，奇怪的是，对于这小小的孕吐，迄今为止医学上尚不能诊断出明确的原因，有些人说可能与体内激素水平的变化有关，有些人说跟精神状态的失衡也有关。总之，不管是因为什么导致孕吐，都不容我们忽视，严重的孕吐会导致脱水、酸中毒等恶性后果，应该及时去医院就诊。不愿意去医院，又不想再忍受孕吐痛苦的姐妹可以尝试尝试以下的小偏方，方法有很多，总有一款适合你。

苹果：苹果对缓解恶心和呕吐有一定的效果，而且有助于保持肠道畅通，预防便秘。此外，苹果还有补锌、润肺、预防感冒的功效，因此孕期

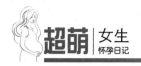
多吃点苹果没坏处。

话梅：话梅有止吐、开胃的作用，能增强准妈妈的食欲。

Ps：我没怀孕时就喜欢吃话梅，何况是怀孕后，话梅永远是我最钟爱的零食。

蜂蜜：恶心时，将一勺蜂蜜含在嘴里，可以缓解孕吐，因为蜂蜜可以补充人体的血糖，血糖过低也会恶心。不过蜂蜜偏甜，不宜食用过量。

Ps：蜂蜜还有排毒的作用，适当地服用蜂蜜还能起到美容养颜的作用，孕期不能随便敷化学面膜，吃点蜂蜜也能保养皮肤。

生姜红糖饮：生姜有缓解孕吐的作用，还可以把生姜做成姜茶。根据自己的需求取适量姜片和红糖用开水冲泡。

Ps：姜是好东西，适量吃能驱寒、预防感冒，但是孕期绝对不能多吃，吃多了会导致准妈妈体质偏热，对胎宝宝不利。

橙子水：取橙子或柚子皮，用水泡去酸味，加蜂蜜煎汤服用。

Ps：橙子皮和柚子皮有调理胃气的作用，故此能缓解孕吐。

甘蔗姜汁：根据个人需求取适量甘蔗汁和生姜汁，冲调好后当饮品。

Ps：甘蔗汁清凉可口，姜汁能驱寒，寒热均衡了，更有利于缓解孕吐。

枇杷叶蜜饮：枇杷叶适量，洗净，在火上稍烤一会儿，抹去绒毛，然后加水煎汁，滤去枇杷叶兑入蜂蜜或者冰糖服用。

Ps：这个方子还有止咳润肺的功效，如果有姐妹在孕期咳嗽又不能吃药的话，不妨喝点枇杷叶蜜饮，效果非常好。

紫苏姜橘饮：苏梗9克、生姜6克、大枣10枚、陈皮6克、红糖5克，煎水取汁当茶饮，每日3次。

这八种小偏方足够你孕期轮换用个够了，呵呵，我觉得最简单又能最快见效的就是制作一杯姜茶。每次老公献殷勤地给我端来姜茶时，我都会趁热喝下去，一杯下肚，胃里暖和和地舒服了很多，孕吐也会缓解很多。

准妈妈情绪敏感——家人需体谅

相信怀过宝宝的姐妹都会有体会：在整个孕期自己很想保持一颗乐观的心，让胎宝宝也感受到自己的快乐。可是，怀胎十月未必每天都能调整好自己的心态，并且准妈妈会发现自己比没怀孕时更敏感了，因为一点小事就会大发脾气，其实这些都是因为激素水平的变化和身体的不适导致的，所以家人在这段时间要用爱理解和包容准妈妈，多陪准妈妈聊天开解。

萌妈独家不良情绪应对法

作为准妈妈的你，如果也觉得自己变得敏感、脆弱，甚至喜怒无常，那么来学学我这套不良情绪应对法吧！

（1）准妈妈怀孕后要有这样的思想准备：怀孕生子是大多数女性都要经历的人生阶段，并不是只有你一个人在承受孕期的痛苦。大多数准妈妈都会遇到早孕反应、身体不适等症状，因此，你并不孤独。准妈妈所要做的就是尽量保持平和、愉快的心情，并接受怀孕期间身体的一切正常变化。此刻就想象一下宝宝出生后可爱的模样，会让你的不良情绪得到很大的缓解。

（2）孕期尽量避免回忆一切不开心的事情和经历，更不要因为别人的不幸遭遇而影响到自己。平时多和家人和其他准妈妈交流，多学习相关的妊娠和分娩知识，让自己成为一个了解孕产知识、拥有孕育智慧的妈妈，你会更充实。

（3）如果想发牢骚或者有什么事情想不开，就找生过小孩的姐妹发发牢骚吧。跟她们交流一下生育经验，听听她们孕期比你更糗的事，你会突然发现原来还有比你更惨的！嘿嘿，不是故意"把自己的快乐建立在别人的痛苦之上"哦！不过庆幸的是，她们和她们的宝宝现在都好好的呢！

（4）常规的产检一定要重视，出现问题要及时找医生。这一点是我一再强调的，在此也再次提醒姐妹们一下，不要一个人没有任何根据地暗自发愁，也不要觉得问题小就图省事，以免小疾耽误成大症，并且有些身体异常也会严重影响准妈妈的情绪。

（5）美食可以刺激味蕾，为准妈妈带来积极、正面的情绪。准妈妈可以要求准爸爸或者是其他家人为自己做点喜欢吃的食物，如果有的姐妹不好意思开口指派别人要的话，那么说是宝宝想吃了就好啦！我想大多数家人都会满足你的要求的。不过有了好吃的也不能贪吃哦。

（6）打扮得漂漂亮亮能使准妈妈更开心。关于这一点，我有亲身经验，每次情绪低落的时候，照照镜子打扮一下是很管用的。化妆品不能擦，就用珍珠粉来代替干粉，珍珠粉对胎宝宝没有伤害，我的脸也能擦得白皙。肚子大了，身材没了，我就在淘宝买了专门给准妈妈穿的牛仔裤，配上漂亮的T恤衫……用心打扮一下自己你就会发现，原来大肚子准妈妈也是可以臭美的呀！

（7）将房间装饰得优雅、整洁、舒适，会让准妈妈感觉到温馨幸福。这一点倒不需要太刻意，我相信每个人家里习惯了的装饰都是最舒服的，如果想要新鲜感适当调整一下就好了。

（8）怀孕4个月之后练习孕妇瑜伽能很好地缓解准妈妈的情绪，这种运动从身体和心灵上都能安抚敏感的准妈妈。注意，这项运动要量力而行，有些高危情况或者有特殊情况的准妈妈不适用。

（9）可以写日记记录十月怀胎里的点点滴滴，也可以写微博跟网友交流经验，目的是分散自己的注意力，不要把注意力都放在胎宝宝身上。这招还算不错，哪个准妈妈都不会希望将来宝宝看日记的时候看到的全是妈妈埋怨、郁闷的情绪。为了写出幸福的日记，就把不开心的事都忘掉吧，把最好的心情记录下来传递给宝宝。

（10）有时间多散步，可以让自己心情放轻松。这一项既简单又实用。

（11）除非身体有异常情况需要休息，否则准妈妈最好正常上班，如果准妈妈一个人在家闲来无事，反而会产生一种孤独感。除此之外，正常的准妈妈上下班也可以骑骑自行车，不仅体力能得到一定的锻炼，对肚子里的胎宝宝来说也相当于做了运动胎教。两全其美，何乐而不为呢？

（12）整个孕期时间很长，有些准爸爸不一定能做到时刻关注准妈妈和宝宝，准妈妈不要因此不高兴，因为男人都是比较迟钝的，准妈妈可以主动告诉他自己和宝宝都希望得到他的回应。

（13）除了看孕产书，准妈妈还可以让准爸爸陪自己去听孕产课程，准爸爸对孕产知识了解得越多，就越会加强对准妈妈和宝宝的呵护。准爸爸呢，要体谅准妈妈的辛苦，尽可能地配合妻子提出的要求。

萌妈密语

在整个孕期过程中，准妈妈是辛苦的，因此准妈妈也许会变得喋喋不休，有时候还会无理取闹，甚至有可能提出一些过分的要求，这些都需要家人的理解包容和理性对待。

心烦——折腾老公玩

本来好好的心情，突然想到宫外孕，我一下子又失落起来。也说不清

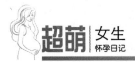
是怎么回事，负面情绪总是来得莫名其妙。

老公见我心情不好提议带我去公园走走。一路上老公哄着我，给我讲笑话，可是我怎么也高兴不起来。突然我闻到了一股貌似从没闻到过的香味——原来是卖烤毛鸡蛋的摊位传出来的，我的味蕾好像一下子被打开了，我不自觉地说："好想吃毛鸡蛋呀。"这话一出口我立马就怀疑是不是自己说的了……怀孕前，每次路过这个地方我都要捂着鼻子快跑几步，因为实在受不了烤毛鸡蛋那个味儿，每次闻到，都觉得胃里面的食物翻江倒海地想要出来，可现在是怎么了？闻到这个味一点都不恶心不说，居然还特别想吃！

老公愣过神来之后，立刻去给我买毛鸡蛋。谁知道，戏剧性的一幕发生了：毛鸡蛋刚好卖完了。

老公一脸无奈地回到我身边说："没有了。"

那一刻，我看着老公怒火就冲到了脑门，大声吼道："你就不能问问老板什么时候再有呀？"

"你别生气老婆，老板说他家服务员回家取去了，服务员要在家里办点事，所以要下午才能回来。"

我气得用手指使劲戳了一下他脑门："你脑袋被门挤了，你就不能亲自去老板家取呀，我等不及了，我就想要吃毛蛋，我就想要吃毛蛋！"

也不知道我是怎么了？说话的语气突然变得像是弱智，并且说着说着，还跟受了多大委屈似的眼泪不自觉地流下来了。

老公"吓得"赶紧跑到毛鸡蛋的摊位前问："老板老板，你家住哪里，我帮你去取一趟毛蛋吧，我老婆怀孕，就想吃毛蛋，你看她都馋哭了。"

老公说这话的声音特别大，不知道是不是有意给我听的。我气得来到老公的身边，使劲在他屁股上踹了一脚，老公冲我呵呵地傻笑。

老板也呵呵地笑了，然后说："好啊，正好我家服务员忙不过来，你去帮我取一趟吧，我把地址写给你。"

老公拿上地址，骑上人家的电动车对我说："你在公园里等着我，我一会儿就给你取来了。"

我立刻变得一脸幸福了，但还不忘说一句："快点回来哦，我要馋死了。"

我一个人坐在公园的长椅上，刚开始等待美味的毛蛋心里还美滋滋的。可是过了半个小时老公还没有回来，我的心又有些烦躁了。

"臭老公，怎么还不回来？"

想着想着，我的心突然咯噔了一下：也不知道老公骑着电动车去哪取毛蛋了，我那样催促他，他会不会因为太着急出了车祸呀，想到这我的心扑通扑通地猛跳了起来，我赶紧拨他的手机，可是手机竟然没有人接，天哪！难道我的预感是真的。我有些不知所措了，我赶紧大步地往公园外边走，希望能快点遇上老公来否定自己的胡思乱想。

我越走心越急，竟然在三分钟内出了满头的大汗，就在我快到公园门口的时候，看见老公风尘仆仆地回来了，手里还拿了一盒烤好的毛鸡蛋。看到他的那一瞬间我特别激动，有种失而复得的感觉，我一下抱住了他，将头埋在他的怀里号啕大哭（声明：我在没怀孕之前绝对没有这么情绪化的）。

老公紧紧地抱着我，抚摸我的后背，很平静地说："还想吃毛鸡蛋吗？"——他好像心里有数，知道我是因内分泌紊乱导致情绪太不稳定。

我撅着嘴（又出现弱智的表情了），点了点头。

当我吃到毛蛋的那一刻，我觉得这是我有生以来吃过的最好吃的东西，并且一下子我的心情变得特别开朗，仿佛遇到了天大的好事，一边吃

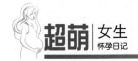

我一边忍不住地夸赞："真好吃，太好吃了。"

"好吃你就多吃点。"老公因为我的开心也露出了笑容。

我对着老公笑笑："你去哪取的，这么半天才回来？怎么还弄得满头大汗的？"

"中关村，早该回来的，可是路上他家的破电动车没电了，我是蹬着回来的。"

我家住在德胜门，一听说是中关村，我就已经觉得够远的了，老公还是自己蹬回来的，顿时，我觉得心里特别内疚，眼泪又流了下来。

"老公，我对不起你。"

"别傻了，看见你开心，我比什么都开心，再说了也许是我们的宝宝想吃呢。"

这样想来，我倒觉得吃得心安理得了，因为是为宝宝想吃的嘛！

我一连吃了三个毛鸡蛋，吃得我直打嗝，但我还想吃。

"老公，你说我是怎么了，以前从来不吃的东西，现在竟然这么喜欢吃。"

老公说："这不奇怪，以前听说有个女人怀孕后就喜欢闻狗屎的味道，狗屎实在是不能吃，于是她就用铲子把狗屎铲起来每天闻一闻解馋。"

听完这个话，我犹豫了一下，仿佛看到手中的毛蛋变成了一泡狗屎的样子，三秒钟之后，我感觉我所吃下去的毛蛋散发出一种狗屎的味道，突然，"呕"的一声，我把吃下去的三个半毛蛋全部吐了出来……

此刻老公说的一堆道歉的话，我一句也听不见了，呕吐已经将我的全部精力占用了。

怕什么来什么——孕酮不足出血

老公将我抱回了家（因为怕背着对胎宝宝不好），扶我躺在床上。缓过劲之后我就开始狠狠的用脚踢老公，恨他让我吃下去的那么多香喷喷的毛鸡蛋全都变成狗屎吐了出来。老公抓住我的腿说："别踢，小心伤到孩子。"

"啊！"。

他的话音还没落呢，我就感觉有点不对劲了，怎么感觉下身有一小股热流，就像来月经一样。我心里一下子紧张了起来，赶紧跑到厕所去看看，哎呀，真是怕什么来什么，内裤上出现了星星点点的血迹，我的头"嗡"的一声，因为之前听闺蜜说她的同事正是这样发现宫外孕的。

我冲着厕所外边的老公大喊一声："不好了，我要快点上医院。"

老公也没经历过这些，被我这阵势吓着了，惊恐地说："怎么了老婆，宝宝出来了吗？"

"闭上你的乌鸦嘴，快带我去医院。"

"哦！好好！"老公又慌又听话。

我们快速来到了医院，那天医院人不算多，很快就轮到我，医生跟我说，这个时期出血有宫外孕的可能，但必须做了B超才能确定，于是开了B超单和抽血的单子（查HCG和孕酮）。

做B超要排队，于是我先去抽血。

抽完血要等一个小时左右才出结果，这一个小时对我来说真是煎熬啊，我恨不得能长一双坚硬的鹰爪，将医院的墙挖个洞，才能缓解我内心的纠结。

结果终于出来了，不出所料，孕酮是12ng/ml，处于不足范围，医生说6周的孕酮应该要在15ng/ml以上才算正常，因此我属于先兆流产，让我

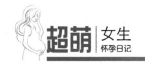
多少有点安慰的是HCG值还算正常。医生说看验血结果不像是宫外孕，不过要想确认还得等做完B超。

又是漫长的等待，在N多人做完了B超后终于轮到我了，尽管医生说我不像是宫外孕，但在上台子的那一刻，我的腿还是不由自主地抖了起来，一方面是我本身就恐惧一切的妇科检查，另一方面还是非常害怕是宫外孕。

大概有两三分钟的时间，B超结果就出来了，我急不可待地问医生，怎么样？做B超的医生回答说："去问你的主治医生。"

我一听就不高兴了，我这还没治呢，就有主治医生了，但我明白她的意思，于是赶紧找了看病的医生。医生拿到我的B超结果后，仿佛也松了口气似的，说："不是宫外孕，现在什么都别想，别有太大的负担，好好保胎吧。"

我一听保胎，真不知道是高兴还是难过，不过相比较那些是宫外孕的准妈妈们来说，我还是应该庆幸的。我心情忐忑地跟医生说："医生，您一定要帮我保住宝宝呀。"

医生说她会尽力帮我保胎，不过又说"盲目保胎不可取。"

我有点不明白，医生很耐心地给我做了解释。

盲目保胎不可取

在众多的先兆流产者中，有一部分先兆流产是因为胚胎自身遗传因素造成的，所以，通常医生们都是采取优胜劣汰的原则，也就是顺其自然，不盲目采取保胎治疗。只有原因明确（如孕激素不足、宫颈机能不全等）的先兆流产，医生才会帮准妈妈努力保胎。

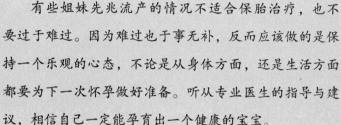

萌妈密语

有些姐妹先兆流产的情况不适合保胎治疗，也不要过于难过。因为难过也于事无补，反而应该做的是保持一个乐观的心态，不论是从身体方面，还是生活方面都要为下一次怀孕做好准备。听从专业医生的指导与建议，相信自己一定能孕育出一个健康的宝宝。

目前医生虽然知道了我有孕酮不足的症状，但她还不能确定胎宝宝是否好好的，为了保险起见，她让我先按常规的保胎方法试一试，如果胚胎"质量"是好的就能保住，如果胚胎"质量"不好还是会流产，至于什么时候能确定胚胎质量好不好，要过一星期之后看HCG值有没有翻倍，如果翻倍了，证明胚胎的生命力很强，如果没有翻倍，医生说就不用再保了。

我乖乖地听从医生的安排，拿了黄体酮胶囊，这是专门补孕酮的药，孕酮补上来了，孩子才能保住。

临走前医生还跟我叮嘱了一下先兆流产的注意事项。

先兆流产

腹痛、阴道流血、宫颈扩张等症状出现在怀孕28周内，被医学上称为"先兆性流产"。先兆性流产分早期先兆流产和晚期先兆流产，怀孕12周以内被称为早期先兆性流产，怀孕12周以后被称为晚期先兆性流产，一般越早发现，治疗效果越好。

先兆流产的诱因

引发先兆流产的原因有很多：以前造成胚胎异常的最主要原因是遗传

因素，现在因为女性内分泌失调（包括孕酮不足）的情况越来越多，因为内分泌失调造成先兆流产的比例日益增加。

另外一些生理疾病也能造成的先兆性流产，如营养不良、脐带供氧不足、羊水疾病、胎盘疾病、妇科炎症、流感、风疹等。此外，准妈妈情绪不好也会造成先兆性流产，如愤怒、忧伤，精神极度紧张或受到强烈的刺激会扰乱准妈妈大脑皮层的活动功能，导致子宫收缩强烈，进而伤害到胚胎，严重的会导致胚胎死在子宫内。

先兆性流产的后果

先兆性流产的病人因为出血过多，很容易导致感染。据统计，大约有50%的先兆性流产病人会因医治无效而流产，严重者还可能会导致败血症继而引发死亡。

萌妈密语

所以，姐妹们，一旦发现有先兆性流产的症状（类似我的症状），一定要及时去医院检查。尤其是在孕期前3个月，哪怕只是发现一点点血迹或者黑红色的血丝也都应该及时到医院做检查，不要自行在家安胎，那是很危险的。

先兆性流产饮食禁忌

（1）身体虚寒或寒湿的姐妹要忌生冷寒凉的食品，如冰冻冷饮、生冷瓜果（西瓜、葡萄）、寒凉性蔬菜（苦瓜、黄瓜）等。热性体质的人可以适当吃一些，但是也不要过量。

（2）血热和湿热体质的姐妹要忌辛辣、刺激（辣椒、胡椒、姜、葱、蒜、酒）、油腻（猪头肉）及偏湿热（羊肉、狗肉）的食物。

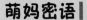

萌妈密语 以前听医生说过一句话：药吃对了就是食物，食物吃错了就是毒药。不管吃食物还是吃药都要对症，首先要了解自己的体质才能吃得对症，孕期不要盲目进食，尤其是有异常情况的时候，对饮食要更加的重视，必要时，可以去咨询专业的医生，不要怕麻烦，脸皮厚点多问医生一些问题，哪怕医生会觉得你很烦，但他只要回答了，你就算是赚到了。

先兆性流产的生活禁忌

（1）出现先兆流产的症状之后一定要卧床休息，严禁性生活。这两项要求一定要做到，尽量减少流血的机会。

（2）一旦发现有先兆流产的症状就不要再做重复的阴道检查了。一般情况下，一位了解你病情的医生是不会反复给你做阴道检查的，所以建议准妈妈最好在同一家医院做孕期检查。

（3）如果准妈妈有便秘或者腹泻的情况，对保胎也是不利的。不是吓唬人，便秘或者腹泻都很有可能在用力上厕所的时候把还不牢固的胎宝宝连带出来。

（4）先兆流产期间不能让自己精神过度紧张，更不能受到惊吓，还要戒焦戒怒。希望准妈妈把心态调整到最平静的状态，平静的心态说不定就能挽回胎宝宝的一条生命呢。

听完医生的教导，虽然对先兆流产还有很多的疑问，但是不敢耽误医生很多时间，毕竟后边还有很多跟我一样的姐妹焦急地等待着看病呢。于是回家之后，我开始在书上查找资料，还真让我查到了有关先兆流产的详细介绍。

萌妈密语

再次提醒姐妹们，对整个妊娠期间的性生活一定要持谨慎态度。不恰当的性生活，尤其是在孕早期，是非常容易引起流产的，应该禁止；在妊娠中期，性生活也要适度，性交时避免压迫准妈妈腹部，更不能粗暴性交。

中药保胎——效果有点慢

我虽然一直喝着保胎中药但还是出现了出血、孕酮不足的症状，可见中药保胎的效果还是比较慢的，所以，该选中医的时候就选中医，该看西医的时候也得看西医，不能太过偏执否则吃亏的是自己。

不过，中药保胎我也没有停，继续喝Z医生给的中药，就当是吃补品了。

于是我每天都喝汤药，吃黄体酮，中西医保胎双管齐下，我暗自给宝宝鼓劲："宝宝啊，妈妈要定你了，你休想逃走，呵呵！"

想要保胎效果好——良好心态少不了

准妈妈的情绪不稳定，有先兆流产的准妈妈情绪就更加不稳定了，我一会儿信心满满地下决心一定要保住胎宝宝，一会儿又非常悲观地觉得失去这个孩子是早晚的事，有时一天没出血，就觉得好开心，但一旦擦出了血丝，立刻就觉得世界末日又来了。

老妈看我这个样子有点害怕，觉得我有点要发神经了，于是劝我说，要保持好的心态，本来情况没有那么严重，可因为情绪不稳定而导致流产不是更可惜了吗？

老妈说的那些话我都懂，可是真要做起来可没那么容易。

保胎膳食要升级——老公小心服侍

到了晚饭时间，老妈为了给我补营养，做了香菇鸡汤，老公细心地将鸡汤上面飘着的浮油用勺子撇了出去，一边撇还一边说："医生说了先兆流产的准妈妈不能吃太油腻或是高热量的东西。"看见老公这么细心，我随口说了一句："小安子，给我把汤端进来。"

"奴才来了，请皇后用餐。"老公端着鸡汤从厨房走进卧室。

听他说这话，再看他卑躬屈膝装得一脸奴才相，我忍不住大笑起来："你这不识趣的奴才，去把又高又帅的皇上给我找来。"

"启禀娘娘，皇上近日又纳了一位年轻美貌的妃子，恐怕没时间来陪您了，您就将就一下，让我这个奴才陪着您吧。"

说着老公已经用勺子舀了一勺汤送到我的嘴边了，顿时我的心暖暖的。

怀孕第7周——宝宝是个大头娃

怀孕第7周，胚胎上面长出了一个大头，这大头跟身体实在不成比例，头上的面部器官已经十分明显，眼睛像黑点，鼻孔大开着，耳朵有点凹，跟电影里面的外星人差不多；胚胎上伸出来的小幼芽比上周大了些，那是宝宝的小手和小脚，看起来像小船桨一样；胚胎的心脏已经发育出了左心房和右心室，虽然准妈妈还听不到胎心音，但是它已经开始有规律地

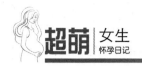
跳动了，每分钟大约跳150下。

在本周，还有一件秘密的事情发生了，那就是胚胎偷偷地在妈妈的肚子里开始有了第一个动作，也就是胎动，可惜他的动作太小，准妈妈是感觉不到的，大约需要到20周时准妈妈才能享受到胎动带来的幸福感。

本周胚胎的标准参考值：大小跟一颗黄豆差不多。

准妈妈的身体变化——对怀孕状态依然不适应

日子一天天过去，准妈妈的子宫壁渐渐开始软化，宫颈也在变厚，子宫和宫颈的变化都是为了保护好子宫和子宫里的小主人。

这一周，准妈妈还没有适应激素水平的改变，因此依然会感到很疲劳。除了疲劳，准妈妈的心率也会突然增快，新陈代谢率将提高25%左右。由于子宫的压迫，准妈妈跑厕所的次数也会比以前多，这种尿频属于正常的孕期现象，无须治疗，更不会影响到胎宝宝的健康，所以，当准妈妈遇到这种情况时不必担忧。通常这些不适应症过了前3个月就会慢慢消退。

我的身体变化——出血越来越多

我的身体的变化有跟大多数准妈妈一样的地方，那就是疲倦、恶心、嗜睡。跟别的准妈妈不一样的症状是，我还有阴道出血的症状，并且，血似乎越出越多了，同时感觉自己有头晕、头痛的症状——不知道是不是愁的。也因为有出血的症状，我变得情绪波动很大，偏偏这时我又被告知：准妈妈情绪过分不安，会影响胚胎的发育，甚至可能会导致胎宝宝唇腭裂。真要疯了！

我的心情——糟透了

对孕产知识了解得越多，我就越发地担心，除了担心宝宝能不能保住之外，还担心宝宝保住了若是唇腭裂可怎么办呀？

于是，就出现了接下来一系列的胡思乱想：

看见血迹就觉得保住宝宝没有希望了，看不见血迹时又担心孩子即使保住了不健康可怎么办？如果生个不健康的孩子，我和老公这辈子就完了，这样的想法曾经使我做了一次人工流产，这一次这个想法再次来袭，我又有了想放弃这个宝宝的想法。甚至有时想，不是说优胜劣汰吗，宝宝要活下来就别再流血了，要死也快一点吧。可是这种想法只在一瞬间就被我打消了，他/她已经在我肚子里7周了，我对他/她已经有感情了，我希望他/她活下来，我要尽最大的努力保住他/她，我相信他/她也会坚强的。想到这，我的眼泪又不知不觉地流了下来。

老妈说我已经有产前忧郁症的前兆了，要我小心点。

吃了黄体酮——孕吐更严重

我尽量克制自己的情绪，按时吃药，好好保胎。吃了黄体酮，我孕吐更严重了，后来我才知道，原来黄体酮也是一种激素，它就是能让人产生恶心的感觉，但与雌激素不同，它是孕激素。

黄体酮是体内维持妊娠所必需的，由卵巢黄体分泌的一种天然孕激素。

人体自身所产生的黄体酮跟医学临床上所使用的黄体酮完全不一样，临床上所使用的黄体酮是药品，又名孕酮，是人工合成的孕激素。

药品黄体酮的应用非常广泛，除了用于先兆性流产、习惯性流产以外，还能用来人工调整月经周期，但面对特殊体质，黄体酮也有无能为力

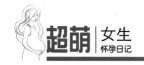

的时候。

黄体酮是需要在医生指导下使用的处方药，用药不当会产生严重的副作用。由于黄体酮跟天然孕激素一样能改变人体内的激素平衡，使人体受到刺激，因此就会产生跟怀孕一样的不适应症，如孕吐。

这一点我已经亲自为姐妹们验证过了，恶心得非常厉害。我吐急了，之前的那些防止孕吐的小偏方都没有效的时候，我又找到了一些姐妹们验证过的强效止吐小偏方。

不屈不挠——再来几副强效止吐小偏方

方案1 酸性食物

不管怀的是男宝宝还是女宝宝，大多数准妈妈在孕早期的时候都比较喜欢吃一些酸性口味的食品，如橘子、梅子干或泡菜等。因此，准爸爸应该多给准妈妈准备一些这类小食品，除了以备不时之需，还能稍稍的感动一下准妈妈。

老公读完了这段话，立刻起身去楼下的小超市给我买来了话梅、山楂卷、橘子还有泡菜等一大包零食。

我吃上一个山楂卷感觉有点效果。

老公突然抢走了我手中的山楂卷并且一惊一乍地说："哎呀，好像之前在书上看到过准妈妈不能吃山楂。"

"就吃一口山楂卷应该没事吧。"我一边说一边嚼着山楂卷。

老公一本正经地说："不行，赶快给我吐出来，快吐出来。"说着，老公就开始抠我的嘴。

我乖乖地将山楂卷吐出来了。

"山楂是活血的不利于保胎，你还是吃话梅吧，吃话梅没事。"

吐出山楂卷后，我又觉得有点恶心，于是我抓了一把话梅放在嘴里了，还别说，强烈的酸味暂时缓解了我的恶心，看来姐妹们的小方法还是挺管用的。

老公见我好多了，非常高兴，继续给我读其他的止吐方法，下一条是需要平时保养的。

方案2 干性食物

一天之中，准妈妈在清晨空腹时孕吐最严重，为了减轻孕吐反应，可以多吃一些比较干的食物，如烧饼、饼干、烤馒头片、烤面包片等，既能帮助缓解一定的孕吐又能缓解饥饿感。

老公读到这里，表情突然严肃起来，"老婆，我以后要对你再好一点，我因为工作忙，对你关心不够，以后晚上我亲自给你做夜宵吃。"

"有你这句话就够了。"

我不知道老公说这话是为了哄我开心还是出于真心，因为自从跟我结婚后，老公就从来没有做过饭，做饭的光荣任务一直都是我老妈承担的。

"晚上我想喝汤。"

"OK，哦，不能喝汤，这上面写了。"

方案3 汤和油腻要少吃

为了给准妈妈补充营养，家人可能经常会给准妈妈煲营养汤，大家可能不知道，最容易引起恶心和呕吐的就是汤类和油腻类的食物，因此，这两类食物准妈妈在进餐时尽可能地少吃。

"除了吃的，还有别的方法防止孕吐吗？"

"有啊，你听我给你读，这一条是姿势防孕吐法。"

方案4 防吐姿势

准妈妈吃下去的食物如果被吐出来了，不仅自己受罪，而且胎宝宝

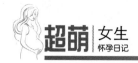

所需的营养也没有了。这里教你一招姿势防吐法，在准妈妈即将要吐的时候，使劲儿闭着嘴或用手捂着嘴，同时把头稍微抬起来一点，这样只会干呕不会吐出来。

"老婆这方法听起来有点让人难受，不知道管不管用。"

"呵呵，那下次我试试吧。"

"下一个方法比较好，叫做精神食粮防孕吐法。"

方案5　精神食粮

准妈妈除了在饮食方面需要特殊照顾，在精神方面也更加的需要补给。家人的鼓励和支持无疑是使准妈妈心情变好的重要途径，准妈妈心情好有利于缓解呕吐。除了这些，如果准妈妈进食后想要呕吐，千万不要精神紧张，尽可能让自己放松下来，可以做做深呼吸，然后想想孕吐反应是宝宝健康的表现，自己要做个坚强的妈妈，提醒自己不会吐，要给宝宝需要的营养，这样想有时候就会好很多了。

可是我是因为吃了黄体酮才更加恶心的。

老公快速地跳过这一段，可能看到了我失落的表情。

我在床上乖乖地躺了一个星期，这一星期我都是努力按照上面的方法生活的，还别说缓解孕吐的效果还是非常显著的。

保自己的胎——不能全听医生的

一周时间到了，我又到医院去抽血检查孕酮和HCG了。令我非常失望的是，孕酮值竟然还是12ng/ml，一点也没有长，不过也有一件值得高兴的事，就是我的宝宝很顽强，HCG值翻倍翻得很好。可是黄体酮胶丸一直吃着，孕酮怎么还没长上去呢，医生叫我回去继续按原来的用法服用。

我回家之后，仔细看了一下黄体酮胶丸的说明书，说明书上写着每次吃2～3粒，一日3次，医生让我一次吃2粒。我想既然每次吃2粒孕酮都没有长上去，那我自己加上一粒吧，说明书上写着可以吃3粒的呀，于是我很大胆地没有经过医生的同意多加了一粒黄体酮胶丸。

加吃了一粒黄体酮胶丸后，我的心里还是不踏实，我想既然有好孕小偏方，有防止孕吐小偏方，那有没有保胎小偏方呢，我就躺在床上上网查找。

找了很久也没有查到靠谱的保胎偏方，倒是有不少专家告诫准妈妈们不要盲目保胎，一定要遵听医嘱。在这里，我也劝姐妹们不要自以为是，免得吃错了方子，弄巧成拙。

怀孕第8周——宝宝有葡萄那么大了

怀孕第8周，胚胎像一颗葡萄那么大，很多器官开始有明显特征，手指和脚趾间出现了少量蹼状物。这时的胚胎还有了自主运动，像一颗豆子在跳动，他不但会踢双腿，还能把手臂上下移动，只是准妈妈在此刻还什么都感觉不到。

胚胎的其他复杂的器官也开始迅速成长：牙和腭开始发育；耳朵正在形成；皮肤像纸一样薄，透过皮肤能看见清晰的血管；胚胎的骨髓还没有成形，目前是由肝脏来生产大量的红细胞，直到骨髓成形为止。从本周开始，胚胎在几个星期内就会有明显的人形轮廓，成长速度之快给人一种神秘莫测的感觉。

本周胚胎标准参考值：长3厘米左右，体重4克左右。

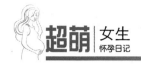
准妈妈的身体变化——尿频、肚子痛

这一时期准妈妈去卫生间小便的次数会比上周更加频繁，这是因为子宫持续变大后压迫膀胱的原因，所以，只要不痛，准妈妈仍然不必担心，也无须治疗，保持好平稳的心态。

我的身体变化——白带掺着血

我一直吃着黄体酮胶丸，并且之前也说了还没听医嘱，按照说明自己增加了一粒。可是，又吃了快一星期了，在上厕所的时候还是能擦出血丝，姐妹们，你们想想我的心情会怎么样呢？

我的心情变化——烦躁不已

本来我就没什么耐性，脾气不是太好，也没有太深的城府，遇到这种事情除了心慌意乱、抓狂之外没有更好的发泄方式了，人家说这样的人就是最脆弱的人，我已经顾不得那些，就让自己放肆地做一把脆弱的人吧。

老妈做的菜太难吃了，我直接把菜倒掉了，老妈很伤心。老公给我倒的水不是太凉就是太热，我直接喷他脸上了，以此来发泄情绪，发泄之后却瞬间就又被失去孩子的恐惧包围了。老公很是理解我，不仅没有生气，还说："喔，我正热着呢，谢谢老婆这纯天然自来水，现在我凉快多了。"

我倒……

那一刻，我觉得老妈和老公是这个世界上最宽容的人，他们竟然都没有生我的气，尤其是老妈，竟然还重新做了醋熘白菜给我吃，闻着酸酸的就很有食欲，还能缓解孕吐。为了宝宝，为了老公和老妈的心意，我一定要多吃点，可是，吃了几口之后就实在吃不下去了。

老妈和老公都着急了，老妈极力地劝我。

"你不吃，宝宝哪够营养呀？"

"我吃玛特纳了，不怕。"

老公急了："光吃玛特纳哪行，乖，为我们的孩子吃一口。"

"我真的不想吃，吃不下。"

"如果你不吃，我也不吃了，我陪着你。"

"随便你。"

就这样老公和我都没有吃晚饭。

到了夜里，我的肚子已经咕咕叫了，却依然没有一点食欲。

老公不时地问："有没有什么想吃的？我去给你买，给你做。"

我摇摇头。

不知不觉我已经睡着了。到了凌晨3点，我感觉有人在给我盖被子，我一睁眼看见老公。

"你怎么还没睡呀。"

"我等着给你拿吃的呢，你这样，把我的孩子都饿坏了。"

"哦，你原来是心疼孩子，不是心疼我。"

"你自己觉得呢？"

我没吭声，这样的老公，我还娇情什么呢，呵呵！再没有食欲也一定得吃一点。

"你去给我做点疙瘩汤吃吧，西红柿鸡蛋味的。"

"遵命。"老公立刻像打了鸡血似的一翻身起床去了厨房。

不一会儿，热腾腾的疙瘩汤就端到了我的面前，夜里恶心的感觉减轻了不少，于是我们俩热火朝天地吃了起来。我吃了1碗，老公吃了3碗——看来他真是饿坏了，呵呵。

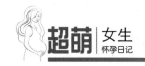

孕酮上去了——为什么依然出血

一周的抽血检查时间又到了，我的心仍然忐忑不安。

检查结果出来了，孕酮已经长到15ng/ml了，HCG值倍数翻的也挺好，可是为什么还是有血丝呢。

我问医生这是什么情况，医生也解释不了，不过她说只要HCG值翻倍好就证明没什么大问题，她让我继续吃黄体酮胶丸。另外，我把自己多加了一粒黄体酮胶丸的事跟医生说了。医生说看我的孕酮值已经不是很低了，不需要加量，黄体酮胶丸毕竟也是药，吃多了没好处。

我听她这么一说，便开始犹豫了，如果不加了，孕酮值再降下来了怎么办？如果加了真像医生说的万一有什么坏处怎么办，尤其是对宝宝有伤害，那我真是痛悔无门了。到底该怎么办呢？我很想听医生给我一个准确的答复和用药要求，可是当我问到如果不加那一粒黄体酮胶丸孕酮会不会降下来时，医生对我的回答是，这个说不好。

所以，有些时候还是需要自己费些脑筋来思考自己的事情。

我的噩梦——午夜血腥

关于黄体酮是否加量的问题，我纠结了很久，最后还是决定不加那一粒了，我想现在孕酮已经长上来了，即使要降下去也是需要周期的，假如一周后孕酮降下去了，我再加一粒补一补应该还来得及。

可能是检查身体折腾累了，晚上吃完了黄体酮胶丸，早早的我就睡下了。那天我睡得特别沉，可是，睡着之后，梦这亦真亦幻的东西就一直伴随着我。

开始，我梦见宝宝出生了，我们一家三口幸福地在一起，宝宝是个女娃娃，长得像他爸，而性格却很像我，有些刻薄，总是要求我和她爸为她做这做那，还总是对我们做的不满意。可是，我和她爸一点也没有觉得不耐烦，反而觉得很幸福。

突然，画面一转，就像电视剧回忆镜头似的，回到了我怀孕的现实阶段，我因为突然肚子很疼去厕所，结果看见自己下身流了很多的血，然后我就晕倒了，我被120送到了医院……

可是为什么我的肚子还很疼呢？好疼呀，出了一身的冷汗之后我被疼醒了，一种不好的预感袭上我的心头，我大叫："不好了，不好了，我流产了，流产了。"

老公和老妈都被我吓醒了。我赶紧说："看看床上有血吗？"

"没有。"他们两个异口同声地说。

我不相信，自己跑到厕所去看，发现内裤上真的没有血，用纸一擦，还跟原来一样，有一点血丝，但我紧张的心顿时放松下来了——不是大片鲜红的血就值得高兴。

可是，我的肚子确实依然在疼？这又该怎么办呢！老妈和老公都很不放心，带着我打出租车去了医院。

到了医院门口，可能是活动开了的原因，我突然很想上厕所，结果，蹲完厕所之后肚子不疼了……

老公问："还用看医生吗？"

我犹豫了一下，摇了摇头。

路上，老妈和老公谁都不说话，我想说话，可也不知道说什么，只想捶胸顿足：我什么时候开始变得这么"二"了？

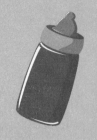

第五章

怀孕第三个月——庆幸

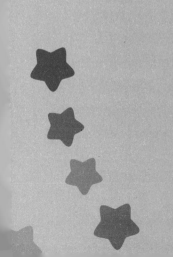
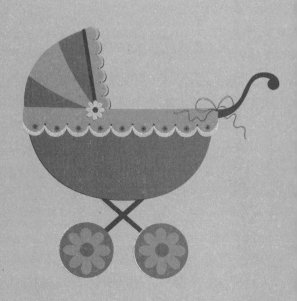

怀孕第9周——胚胎长成了小胎宝宝

　　怀孕第9周，胚胎已经可以称为胎儿了，因为到本周胚胎期就结束了，是真正意义上的小胎宝宝了。

　　此刻与胚胎期相比，胎宝宝的许多部位都有了明显的变化，胚胎期时的那个小尾巴现在已经消失了，胎宝宝的眼帘也可以盖住眼睛了，手腕处能弯曲了，两脚也改变了蹼状的外观，逐渐能看见小脚踝了，手臂当然更长了，肘部也已经形成，所有的器官、肌肉、神经也都开始工作了。

　　本周胎宝宝标准参考值：长4厘米左右，体重5克左右。

准妈妈的身体变化——子宫膨胀着

　　本周从形体上依然看不出准妈妈怀孕的特征，但胎宝宝却在准妈妈的肚子里飞速地成长，所以准妈妈的子宫日益膨胀，不管体重增加了还是减少了，腰围都会变粗。此外，准妈妈的下腹部会有一丝闷胀和紧绷似的感觉，上周所出现的尿频、白带增多、乳房胀痛等现象将会持续到数周以后。

我的身体变化——血迹还存在

　　中西医一起看，中西药同时吃，可是我还是时常会看见血迹的出现。呜呜呜，为什么会这样呢，我知道这种情况逼迫医生也是没有办法的，我能做的只有尽人事听天命了。

　　话虽这么说，可我这脆弱的心呀，真的无法形容了……

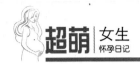

我的心情变化——当皇太后也不开心了

自从怀孕以来，我的心情状态实在太恶劣了——似乎已经被人认为得了忧郁症，老妈和老公都很担心我。老公请了年假专门在家陪我，有老公陪着心情确实能好一点：我渴了他能给我倒水，我困了他能哄我睡觉，我心里难受时还可以掐他胳膊来减压……

老公也是想尽各种办法来哄我开心，给我找我最喜欢的韩剧看，给我按摩缓解我紧绷的情绪，还给我讲笑话，对了，有一个笑话特别好笑，至今我还记忆犹新：

有一个大学生被歹徒抓了，歹徒把他绑在了电线杆上，然后对他说："老实交代，你是哪里的？不说我今天就电死你！"大学生非常积极并且充满胆量地回答了一句话，结果被电死了。他说："我是电大的。"

听了这个笑话，我当时就笑喷了。

还有夫妻守则：

夫妻守则第一条，一切都要服从妻子的命令行事；夫妻守则第二条，参考第一条。

我知道在讲这些笑话的时候，他的内心充满了对我和胎宝宝的爱，这样想着心情也舒畅了不少。

孕酮值正常了——血还没止住

一周一次的抽血检查又到了，令我崩溃的是，我的孕酮值终于是稳定的正常状态了，可是血迹还依然存在。

医生看着我的检查结果说："这样的现象真是有点奇怪，不过庆幸的是HCG值还是不错，而且B超显示胎宝宝发育得很健康。你也不要太担心了，也许过几天就好了，这期间只要不流鲜红的血就没事，记得以前有个准妈妈整个孕期都一直有血迹，但最后也生了个健健康康的胎宝宝。"

"天哪！整个孕期都流血呀，那个准妈妈得是什么心理素质呀，能承受那么长时间的压力，要是我，早进精神病院了。"

医生看了看我，笑了，说："这算什么呀，你就要进精神病院了。有的准妈妈还有很多的并发症呢，如妊娠高血压、糖尿病、胎盘低置等（后面会介绍），碰上了也得承受着。你以为生个孩子那么容易呢，孩子生下来你也得做好充足的心理准备来照顾他，否则，你不但照顾不好孩子，自己也会很痛苦。"

听医生说完这些话，我暗自庆幸幸亏我还只是一个先兆流产的症状。我必须承认，我的心理承受能力太差了，就一个先兆流产都弄得我要死要活的，如果真是有那么多的并发症，我真的只能选择跳楼了（不过事实证明，后来我也没跳楼，当暴风雨没来的时候，总觉得那是充满恐惧的事情，但当亲身经历过暴风雨后，发现其实也没那么可怕）。

看医生的样子她也是没有办法了，我只能继续吃着黄体酮胶丸，一直吃到不流血为止了。

怀孕第10周——宝宝度过了危险期

怀孕第10周，胎宝宝的耳朵已经完全成型；牙龈中有20个微小的牙蕾正在酝酿，不过这时它们并没有真正开始发育，要等到出生4个月之后才开始发育（这点要因人而异了，我家宝宝3个半月就出牙了，而我一出生就带着两颗小牙）；胎宝宝的眼皮要到27周以后才能完全睁开，现在还是黏合在一起的；胎宝宝的手腕已经成形；脚踝也发育完成；手指和脚趾通过B超检查，能看得非常清晰；手臂比上周更长了；肘部弯曲的程度也有了进步，可以做出许多新的肢体动作了；此刻胎宝宝的心脏已经发育完全，每分钟搏动140次；肺部、胃和肠道将继续发育；肾脏已经迁移到了腹部。虽然在这个时候还不能通过B超辨认胎宝宝的性别，但是胎宝宝的生殖器官已经在生长了。本周胎盘已经很成熟了，可以支持产生激素的大部分重要功能，这也意味着胎宝宝度过了危险期，已经可以相当安全地待在子宫里了。

本周胎宝宝标准参考值：胎宝宝的顶臀长达45毫米左右了，体重约10克，从形状和大小来看，胎宝宝像一个扁豆荚。

准妈妈的身体变化——子宫堪比拳头大

准妈妈的子宫到了本周差不多已经有自己拳头那么大了，接下来的日子，子宫将会继续增大。此刻准妈妈的体形有了微微的变化，体重增加，腰围变粗，腹部绷紧，但这些变化还不是特别明显。尿频、便秘的现象还将继续，白带增多、恶心呕吐等孕期反应也还伴随着准妈妈。

我的身体变化——终于不出血了

也不知道是从这一周的哪一天开始，我不再流血了，这真是个天大的好消息。可是，我还是有一种惊魂未定的感觉。

一周的抽血检查时间到了，HCG值仍然很好，孕酮值也上来了，看来一切的不好都过去了。医生见我的孕酮已经上升到标准值了，就建议我不用再吃黄体酮胶丸了。可是，我自己心里总是觉得很不踏实，问医生：

"万一停了黄体酮胶丸又出血怎么办？"

医生说："一般情况下是不会的，你已经过了危险期了。"

"绝对不会再流血吗？"

"医学上没有绝对的事情，只有相对而言，毕竟没人能预料意外的事情发生。"

听医生这样说，我的心又有点悬了起来。于是，我又做了一件不听医嘱的事。从医院回家之后，我又吃了一星期的黄体酮胶丸，确定真的没有再出血我才停吃。

我的心情变化——踏上希望之路

亲戚朋友一听说我的胎保住了，都拿着礼物来看我。我的闺蜜表现得尤其激动。我告诉自己，经历了这么多事情，以后我该成熟起来了，我要以一颗平和的心孕育出一个健健康康、漂漂亮亮的宝宝。从这一刻起，我算踏上了一条能看见希望的路。

怀孕第11周——胎宝宝会吞咽羊水了

怀孕第11周，能够清晰地看到胎宝宝脊柱的轮廓了，脊神经也开始生长了；耳朵的内部结构将在本周发育完全；闭合的眼皮内部虹膜开始发育；手指甲和绒毛状的头发也开始出现；胎宝宝维持生命的所有重要器官如肝脏、肾、肠、大脑以及呼吸器官等完全形成并正在迅速的生长……

胎宝宝的动作有了突飞猛进的进步，它能做吸吮、吞咽的动作了，当

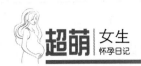

然并没有真正吸吮到什么东西，吞咽的也只不过是羊水而已。不过想象一下它的这个动作，你都会觉得非常可爱。

本周胎宝宝标准参考值： 顶臀长已经达45～63毫米，体重达到14克左右了。

准妈妈的身体变化——子宫填满盆腔

本周准妈妈的子宫随着胎宝宝的增长而增长，已经大得可以填满盆腔了，但是准妈妈还不能感受到胎动，假如有哪位姐妹在此时觉得自己感受到了胎动，那么肯定是串气或者是心理作用。

我的身体变化——头发、指甲长得飞快

在这一周我发现，我的头发、指甲出现了非常大的变化，我的头发比怀孕前"茂盛"多了，指甲也比以前长得快多了，以前半个月剪一次指甲，现在一周就得剪一次了。我的心里有点犯嘀咕，这些症状到底对我和胎宝宝有没有好处，于是我查找了相关资料：有的医生认为孕期的这些变化是由于准妈妈周身血液循环加快引起的，有医生却认为是激素变化导致的，不过结论都是一样的，不管是什么样的症状，只要感觉没有不舒服的地方就不用担心或者就医，都属于正常的现象。

我的心情变化——为建档纠结

我不再为胎宝宝的健康纠结，可却开始为去哪家医院建档而纠结了。北京比较好的妇产医院有很多，而离我家比较近的是北大妇儿医院、海淀妇幼医院、人民医院妇产科。在这三家医院中我纠结了很久，北大妇儿和海淀妇幼都是一级的妇产医院，可是，北大妇儿医院的病房非常老旧，听

说产妇还得用公共厕所，我不禁打个寒战：冬天上厕所该多冷啊！哎，真是想不明白全国技术一流的妇产医院，怎么病房会如此破落。考虑良久，我决定还是不去北大妇儿医院了。剩下海淀妇幼和人民医院，这两家医院相比较，海淀妇幼更权威，可是人民医院离我家更近，而且，人民医院的病房是这两年新盖的，听住过的姐妹说，一个病房只有两个病床，环境非常好。于是纠结了几天之后，我选择了去人民医院建档。

到了医院才知道我来早了：准妈妈要怀孕12周的时候才能去医院建档，建档之前，还得先到社区的保健科建一个母子健康档案，这是必需的，否则医生没办法进行之后的一系列产检。

母子健康档案

去社区保健科建档需要带上：身份证、社保卡和曾经检查过的一些化验单、B超单，等等，反正我能带的我都带了。记得当时保健科的医生只看了一些尿常规和血常规，就给了我一份母子健康档案的小册子。小册子里有关于孕产的保健知识，也有一个表格是专门记录以后每个阶段的产检结果的。

保健医生也在她自己的档案本里写下了我的名字和我的预产期，我很好奇她是怎么那么快算出我的预产期的，保健医生人很好，见没有什么病人，就给我细致地讲解了一下。了解预产期很重要，因为以后做产检的很多时候医生都会问到预产期是哪天。

如何计算预产期

保健医生说："很多准妈妈都不大注意对预产期的计算，以为到时候孩子自然就出生了，但实际上知道了预产期，就能了解准妈妈是不是过期妊娠，胎宝宝是否会出现早产等情况，对正常分娩很重要。也有的准妈妈不会计算预产期。"

一般来说，妊娠期大约需280天左右。推算预产期的方法是用末次月

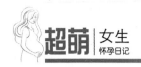

经第一天的月份和日期，将月份加9（或减3），日期加7，就算出了预产期的月份和日期。

例如，末次月经为2008年11月20日，11减去3为下一年的8月，20日加7为27日，那么预产期则为2009年8月27日左右。如果按农历计算，其月份也是加9或者减3，日期则应该加14天（因为农历每月只有29天或者30天）。

这时，刚刚进屋的一位准妈妈很紧张地插嘴道："我不记得末次月经是几号了，是不是就算不出预产期了？"

医生说："记不住预产期就没法计算了，不过可以做个B超，看看子宫大小就能判断出预产期大概在哪几天了。"

建档有窍门——免吃闭门羹

早就听说过北京每年的新生宝宝非常的多，于是经常有姐妹在自己心仪的医院建不上档，只能退而求其次。不过在建档的问题上，我偷偷学到了一套应对技巧。

是这样，预产期在月初的姐妹建档相对容易些，因为你建档的时候，那些比你晚几天的姐妹还没开始建呢。各大医院都是预产期在月底的准妈妈建档最困难，因为当你打算去建档的时候，比你早几天预产期的姐妹已经占上了名额。有人可能会有疑问："为什么不提前一个月去建档呢？"医院有规定，必须是12周左右才给建档，因为12周以后基本就能保证胎宝宝不会流产了，否则胎宝宝还不稳定呢，档案建了也白建。

我按照末次月经自己计算的预产期是8月2日，我很高兴，心想一定能建上档。

但到怀孕11周零2天后，我去人民医院建档的时候，没想到意外出现了：B超显示，我的预产期是7月29日。建档的护士一看是月末直接就拒绝我说："你赶快去别的医院建吧，7月底的名额都满了。"我非常焦急：

"7月29日和8月1日就差两天，说不定我会落后生呢，你就给我建上吧，再说我自己算的预产期就是8月初的，也许B超显示有误呢？"

护士小姐估计已经见过很多像我这样"耍无赖"的准妈妈了，于是面无表情地说："你自己算的我不管，我只看B超显示。"

"求求你了护士小姐，我自己算的真的是月初，你就帮我这个忙吧。"

"真的不能帮你，如果每个人都这样求我，我每个人都帮，我还怎么工作？"

我看没戏了，心里开始焦虑起来了，于是想赶紧去别的医院吧，别再晚一会儿，别的医院也建不上了，到时候再跑到大郊区的医院建档、产检、生孩子，那可真是惨大发了。于是我慌慌张张地走出医院的大门，一边走，我一边愤愤地想，这个护士小姐真是太坏了，我那么求她她都不给建，真是拿着鸡毛当令箭……

我在医院门口想打车去海淀妇幼医院，可是半天也没打到车，突然我的脑子里有了一个想法，我去求求医生吧，说不定医生能帮我呢。于是，我又快速地去了产科门诊，找到刚才给我做检查的医生："医生，我的预产期真的是8月初的，可B超显示是7月底的，那位护士不肯给我建档，我觉得是B超有误差，你帮看看我吧。"

令我万万没想到的是，医生看了看我的B超单子，说了一句有可能后，就将B超单上的预产期改成了8月2日。我拿到单子好激动地就奔去建档室了。

边走边想那位护士如果再为难我怎么办。没想到，她看了被改过的B超单后，二话没说就同意给我建档了，紧接着是量血压、称体重的常规检查。

因此，建不上档的姐妹如果自己的预产期正好是月底那几天，就可以

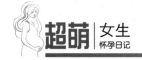

私自把末次月经故意说得靠后几天，这样预产期就变成月初了，档案自然就能建上了，呵呵！

怀孕第12周——胎宝宝会打呵欠了

怀孕第12周，胎宝宝不仅能伸手伸腿地跳舞，而且困了还会打呵欠了，这样才能保证胎宝宝出生后可以顺畅地呼吸。胎宝宝的手指和脚趾已经完全分开，一部分骨骼开始变得坚硬，并出现了关节雏形。

到本周，就算是孕早期结束了。12周以来准妈妈和胎宝宝都发生了巨大的变化。这时，胎宝宝的大脑体积越来越大，占整个身体的一半左右。现在发生流产的概率已经很小了（特殊情况例外），胎宝宝其他器官的成长也将在两周内全部完成。胎宝宝维持生命的器官也已经在本周开始工作了，如肝脏开始分泌胆汁，肾脏开始分泌尿液到膀胱。仅70多天的时间，胎宝宝已经从一只虫变成了一个人。

本周胎宝宝标准参考值：顶臀长大约61毫米，体重15～19克。

准妈妈的身体变化——不要被吓到

此时，晨起恶心等早孕反应已经有所缓解，准妈妈会明显感觉比之前舒服多了。准妈妈还会发现，除了肚子略微增大之外，身体的其他部位也会有一些变化，如乳房又大了点，有时还会有酸胀感，如果有乳腺增生的姐妹可能会有刺痛的感觉，一般不严重就不用治疗，经过怀孕和哺乳，说不定还能治好轻度乳腺增生呢，所以，怀孕生产从一方面说会给准妈妈带来很多痛苦，但从另一方面说，也能为准妈妈治好一些疾病。

准妈妈的皮肤也会有一些明显的变化，如多数准妈妈腹正中线皮肤颜色显著加深；脸上、脖子上也会出现大小不一、形态多样的褐色斑，这就是所说的妊娠斑。不过姐妹们不用太担心，大多数的妊娠斑在准妈妈生育后都会消失，只有个别特殊情况；除了长妊娠斑，皮肤表面也可能出现血管性改变，如血管瘤或毛细血管扩张、血管性蜘蛛痣，最常见于脸、颈、上胸部和手臂；还有手掌泛红的症状，医学上称这种症状为掌红斑。血管性蜘蛛痣与掌红斑常常同时出现，庆幸的是这些症状也只是暂时的。研究发现，这些血管性病变可能都是由妊娠期雌激素升高引起的，生产后，雌激素下降，自然就会恢复正常。所以，一旦出现这种症状，姐妹们也不用太担心。

我的身体变化——鼻子有点变大了

我就属于一个特例，长斑的症状我都没有，可是我出现了一般的准妈妈没有的症状，我的鼻子不知在什么时候变得大了一圈。看着镜子里的自己，觉得好奇怪呀，木偶奇遇记里有个匹诺曹一撒谎鼻子就变大，可是我又没撒谎，鼻子怎么变大了呢？我怀疑是自己经常挤黑头挤的，于是，我没太当回事。

我的心情变化——满怀新鲜感

对于自己身体的变化我充满了好奇和新鲜感，没事的时候，我会猜想：胎宝宝在里面干什么呢？胎宝宝是男孩儿还是女孩儿呀，我是要提前知道呢？还是保持一份神秘呢？胎宝宝到底是会长得像妈妈还是像爸爸呢？最好能多像爸爸一点，可是也不能一点都不像我，否则用什么来说明是我生的呢？

当我跟老公讨论起最后一个疑问的时候，老公说："如果长得不像你也没关系，就看她长大后话多不多，如果话多也能证明是你生的……"

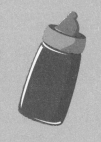

第六章

怀孕第四个月——贪食

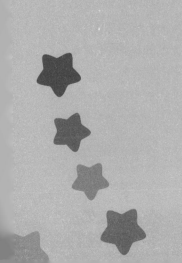
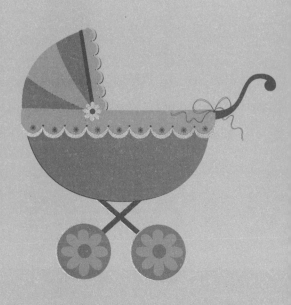

怀孕第13周——宝宝有了反射能力

怀孕第13周，准妈妈用手按压腹部或者不小心碰到腹部，如果胎宝宝没有在睡觉，他就会在里面蠕动，似乎在跟你打招呼，这就是胎宝宝的自主反射能力。比如，他的手心被碰到，他就会攥紧拳头；他的脚心被触动，他就会弯曲脚趾；他的眼睑被碰到，他就会把眼皮闭紧。不过准妈妈要想感觉到胎动，还需要稍微等些时候，不过已经不太远了。

本周胎宝宝的神经细胞增长得很快，并且正在不断完善中；五官越来越接近成人了：双眼已向脸部的中央靠近，嘴唇有了张合的能力；胎宝宝的脖颈发育得足以支撑硕大的头部了；肋骨也已经能够分辨出来。

本周胎宝宝的标准参考值：顶臀长65～75毫米，体重20克左右。

准妈妈的身体变化——子宫像个圆球了

本周准妈妈的子宫变得更大了一些，在腹部的最低部分，脐下约10厘米处你能感觉到子宫的上缘，有兴趣的姐妹可以自己尝试摸摸，敏感的姐妹有可能摸得到，如果是妇产科医生的话，很容易就能摸得到子宫的大小。这几周子宫不断向上生长，在B超下会看到它好像是一个软软的、光滑的球慢慢进入准妈妈的腹腔。

我的身体变化——渐现水桶腰

此时，我的腹部开始隆起，腰部变得更粗了，以前的漂亮衣服几乎是

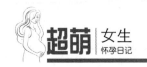

不能穿了，于是，我开始盘算着给自己买些衣服了，可是到底应该买什么样的衣服呢？

挑选衣物——留个心眼

孕妇装也有非常漂亮时尚的，还有专门给准妈妈穿的瘦身牛仔裤呢，只是腰腹部做了特殊的加工和处理，让准妈妈穿起来既不难受，又很漂亮。

首先我要说明一点，我一般不怎么舍得花大价钱买衣服，只买价钱低廉又感觉舒服的衣服，但价格低的衣服不一定就没有好看的哦，更何况我也从来不认为贵的就一定是好的。

不过说句实话，如果在服装批发市场想要买到满意的衣服还是需要花些功夫挑选的，要一家一家地逛，甚至要试很多次才能挑到满意的，这样来挑选对一个准妈妈来说确实有些辛苦了。

准妈妈内衣裤如何挑

（1）首选纯棉制品：准妈妈的衣物还是尽可能不要选择含有涤纶纤维或者其他可能导致过敏材料的，纯棉制品是准妈妈最好的选择。

（2）胸罩要选无钢托的：有些姐妹怕穿没有钢托的胸罩会导致乳房下垂，其实这种担心大可不必，因为有专门为准妈妈设计的没有钢托但形状也非常挺实的胸罩，并且后背的调节扣有4～5排，可以任意调节松紧。罩杯的话，就需要姐妹们根据自己乳房变化的需要来买，隔段时间就买一个新的型号也是很有必要的。

（3）颜色选择素雅的：姐妹们有所不知，对于准妈妈来说衣物的颜色也很重要，因为颜色鲜亮的布料通常都添加了染色剂和荧光剂，目的是让色彩足够艳丽。但准妈妈的皮肤非常敏感，一接触这类化学物质，就很有可能造成过敏的症状，因此，浅色衣物是准妈妈最好的选择。

（4）要不要选品牌内裤：内裤的挑选方法有些方面跟内衣的挑选方法一样，如一定是纯棉的、浅色的。有些人建议孕妇内裤一定要选专业的大品牌的，我觉得是不是选择大品牌不是很重要，只要是专门给准妈妈穿的（在腰上有个调节松紧扣），又是纯棉的就可以了。孕妇内裤的重点在于够干净，要经常换洗，在洗的时候经常消毒，消毒的时候尽量不要用化学产品，可以用白醋杀菌，经专家研究，白醋杀菌的效果并不比专业的化学洗涤用品效果差。

（5）挑选孕妇装时留个心眼：选完了内衣和内裤，我又选了几件漂亮的孕妇装，在选择孕妇装的时候，我多了个心眼，谁都知道，女人只有在怀孕期间才需要穿孕妇装，生完了孩子这些衣服就不能穿了，花了不少钱还要忍痛送人，多可惜呀，想到这些我就开始寻找那种既能怀孕期间穿，生完了孩子也能穿的衣服了。还别说，这样的衣服还真不少呢，大肚子能松松的穿上，没有大肚子穿上了更显苗条，于是我买了好几件那样的衣服。当然，面料上还是尽量选择纯棉的、浅色的，不管有没有那么严重，既然有专家提出来了，咱就照做呗，这样心里踏实点。

孕期感冒——可大可小

令我万万没想到的是，买完衣服回家的路上还挺开心的，可一到家我就感觉有些头晕脑胀的。老妈说我太累了，休息一下就能好。可一觉醒来，感觉鼻塞了。

我的心里有点担心，于是给闺蜜打电话，想听听她的意见，毕竟她生过孩子有经验。

"亲爱的，我感冒了。"

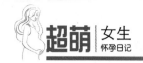
"啊！准妈妈感冒可大可小呀。"

"那该怎么办呀？需要上医院吗？我不想上医院。"

"那倒不一定，我原来怀孕的时候认识一个做孕妇保健的医生，人特别专业，也特热情，我带你找她去咨询咨询吧。"

那是一家社区医院的保健科医生，病人比较少，因此，医生有空接待我们。她和闺蜜的关系好像非常不错，所以对我也特别热情。

我跟她说明了我感冒的情况，她在给我讲解感冒要吃什么药之余顺便也给我讲了孕期中常见的其他疾病，比如说腹泻、尿路感染等，以及遇到这些疾病应该怎么办。

这位保健医生建议，孕期中有感冒、腹泻这类的小病，不是特别严重的时候，不需要看医生，可以自己用一些常用药治疗，只要严格按规定的剂量、常规的疗程及正确的方法服用，一般对胎宝宝影响不大。

孕期常见疾病用药方法

（1）如果准妈妈得了感冒等呼吸道疾病，可以先使用一些感冒退热冲剂（同仁堂的最好）、板蓝根冲剂、双黄连口服液等。如果相对严重一些的，可以服用点抗生素，如头孢拉定、头孢氨苄等；如果低烧（37.5℃以内），那就不用太担心，但要密切观察，一旦发现有高烧的迹象就要赶快上医院了。

（2）孕期准妈妈的尿道和膀胱因受到挤压非常容易患上尿路感染，一般不严重的情况下，大量饮水就能缓解甚至治愈，但如果喝水不能消除病痛，那就必须要吃点药了，可以按照使用说明服用点头孢、阿莫西林之类的药物。但有一些药物切记不要用，如诺氟沙星、氧氟沙星、环丙沙星等，这些喹诺酮类药物会影响胎宝宝骨骼的发育。

（3）如果准妈妈得了腹泻等胃肠病，病情相对严重的话可以口服黄连素、阿莫西林等药物，如果不太严重的吃点思密达和复合维生素B也可以。

临走前，保健医生对我说，还有很多准妈妈需要注意妊娠后期并发症，因为我现在刚刚进入中期，所以她先不跟我说那么多，说多了，只会令我感到害怕，如果以后我遇到什么问题，可以直接来咨询她，她会认真为我解答的。我如同在大海中飘了很久，终于在海中央看到了一块漂浮的木头可以让我依靠了。

从保健科医生那里开了同仁堂的感冒颗粒冲剂，回家后我就按照计量吃，这中间严密监测体温，最高有过两次37．5℃的时候，要不是听了保健医生的话我可能会慌张地跑去医院，现在我就淡定多了，三天后感冒就完全好了。

怀孕第14周——宝宝的下巴能抬起来了

怀孕第14周，胎宝宝生长迅速，它的脸蛋看上去更像成人了，脖子比以前更长了，小下巴也能够抬起来不再像以前一样靠在胸前了；面颊和鼻梁也出现了；耳朵向前移动到头部两侧的上方（原来耳朵是不在属于它的位置上的）。

胎宝宝的外生殖器官发育更加明显，已经很容易就能分辨出宝宝的性别了。如果胎宝宝是女孩，她的卵巢里现在已经有大约200万个卵子了。

本周胎宝宝标准参考值：身长75～100毫米，体重达28克左右。

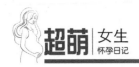
准妈妈的身体变化——内裤脏得快

这段时间准妈妈会发现阴道分泌的白带增多，内裤脏得很快，那些分泌物是子宫颈和阴道的分泌物，其中含有乳酸杆菌和阴道脱落的上皮细胞，等等，一般不会致病，只需勤换内裤，无须治疗。

因为准妈妈的腹部继续隆起，体重继续增加，准妈妈的乳房也会逐渐增大，乳晕的面积也会越来越大，颜色越来越深，乳头周围还可能会长出一些小点点，甚至有些准妈妈的乳头还会分泌出一些淡黄色或浅白色透明的"初乳"。

萌妈密语　　告诉姐妹们一个好消息，本周开始准妈妈可以过性生活了，不过还是不要忘形，要注意频率和体位，而且要多顾忌宝宝的安全。

我的身体变化——食欲太好要小心

度过了孕吐期和保胎期后，记不清从什么时候开始，我的心情变得很好，食欲也变得格外好。每当我冲老妈大喊"我饿了"的时候，老妈保证第一时间给我准备饭菜。

这段时间我的食欲变得太好了，不管我老妈做的菜味道是咸还是淡，是香还是辣，我都觉得好吃，有时候就算是生菜蘸酱油，或者是小白菜炖豆腐这些平时不爱吃的菜，此时我吃起来都是津津有味的。

记得有一天，老妈拌了芹菜花生米，以前我没怀孕的时候，我家也总吃这道凉菜，没觉得有什么特别的，可是那天就觉得这道菜格外好吃。于是，我不停地吃，不仅菜吃得多，饭也吃了两碗，直到吃得再也吃不下去了为止。心想，吃多点好，一个人吃两个人用呢。

然而，夜里我就觉得靠近胃贲门那个地方隐隐作痛，这种疼痛虽然能忍住，但却足以让人难受得睡不着觉，这时我才意识到肯定是前一段日子没怎么吃东西导致今天吃多了。我心里不住地暗念：小宝宝，小宝宝，你赶快帮妈妈吸收吸收吧。可是，无论我怎么在心里默想，宝宝也不理我，仿佛还在那里看我的笑话："谁让你贪吃的，活该受罪。"

无奈，半夜里我实在难受，老公陪我起来出去散步，在小区走了十几圈，我的疼痛没有减少反而越来越严重了。老公很担心我，说："要不我们还是去医院吧。"

我感觉就是吃得太多了，有个硬东西顶着我的胃贲门，大半夜的上医院医生也难找，如果我能让吃进去的东西吐出来，胃可能就会舒服了。于是回家后，我钻进厕所开始使劲往外吐。

谁知吐出来的东西除了没有消化的花生米外，伴随着口水居然还有一丝鲜血，这下我可害怕了，暗想：该不会得什么严重的胃病了吧——啊！不是胃癌吧！

老妈、老公加上我，咱家就这三口人又全家出动了，凌晨2点去了医院，我要求急诊医生给我做胃镜，谁知，急诊医生听完我的情况之后对我说："你不是胃癌，也不需要做胃镜，就是吃太多了，把胃贲门的黏膜撑裂了，所以出血了，以后多注意，不要再暴饮暴食了，多吃点养胃的东西。"

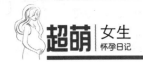
一听这话，老妈赶紧说："医生，什么食物又有营养又适合孕期养胃呀？"

"嗯，我待会给你写一份菜谱，你回去给她做来吃，不过要记住，再好的食物吃得太多也会变成毒药的，对身体百害而无一利。"

"你看看你，哪有一个要当妈的样子，自己都不会照顾自己呢，怎么照顾孩子！以后我看着你，任何食物都绝对不能吃多。"老公愤愤地说。

我心想：你哪有时间看着我呀，我吃饭的时候你还在加班呢。

孕期养胃食谱——科学饮食确实好

第二天，老妈就按照医生给开的五种配方食谱开始给我做养胃餐了。这五种配方食谱，一天换一样，吃着既美味又营养，还有新鲜感。

食谱 1
山药糯米粥

糯米：含有蛋白质、脂肪、糖类、钙、磷、铁、维生素B1、维生素B2、烟酸及淀粉等，营养丰富，为温补强壮食品，具有补中益气，健脾养胃，止虚汗之功效，对食欲不佳、腹胀腹泻有一定缓解作用。

材料：山药2根，糯米250克。

做法：（1）将山药去皮，切成薄片（或段）。（2）将糯米洗好放入锅中，将切好的山药放入锅中，加上适合熬粥的水量。

（3）最好用高压锅，这样就能熬出又烂又香的山药糯米粥了。

山药和糯米都是养胃的佳品，并且制作起来非常简单，它是我整个孕期吃得最多的食物，姐妹们不妨试试，吃过之后真的觉得胃里暖暖的很舒服。

食谱 2

鸽肉参芪汤

山药：味甘性平，补脾养胃；

黄芪：味甘微温，健脾补中，抗疲劳；

党参：味甘性平，补益脾肺，调节胃肠运动；

鸽肉：味咸性平，滋肾益气。

材料：白鸽1只、党参15克、黄芪20克、淮山10克、云腿30克、生姜10克、葱10克、盐8克、鸡粉3克、绍酒3克。

做法：（1）将白鸽砍成块，党参切成段，云腿切成片，生姜去皮切片，葱切成段。（2）锅内烧水，待水开后，下入白鸽块，用中火煮尽血水，捞起。（3）取炖盅一个，加入白鸽、党参、黄芪、淮山、云腿、生姜、葱，调入盐、鸡粉、绍酒，注入清水适量，加盖，约炖3小时即可。

食谱 3

粟米丸子

粟米：有滋阴养胃，清热止呕等功效。用于治疗脾胃虚弱，反胃呕吐或脾虚腹泻等症状。

材料：粟米粉200～300克。

做法：（1）将粟米粉加适量清水，揉成粉团，再用手搓成长条状，做成小丸子，备用。（2）锅置火上，加入适量清水，大火煮沸，将丸子下入锅内，小火煮至丸子浮出水面后再煮3～4分钟，加盐调味即可。

大家一定有些疑惑：粟米到底是什么米，哈哈，其实它就是我们家里常吃的那种黄色的米——小米。

食谱 4
白萝卜饼

白萝卜：有消除食积腹胀、消化不良、胃纳欠佳等功效。白萝卜还可以生捣汁饮用；恶心呕吐，泛吐酸水，慢性痢疾，均可切碎蜜煎细细嚼咽。

材料：白萝卜、面粉各150克，猪瘦肉100克。姜、葱、盐、植物油各适量。

做法：（1）白萝卜洗净，切丝，用油翻炒至五成熟，备用。（2）猪瘦肉洗净，剁碎，加白萝卜丝、调料，调成白萝卜肉馅。（3）将面粉和成面团，揪成面剂，擀成薄片，包入萝卜馅，制成夹心小饼。（4）锅置火上倒油烧热，放入小饼烙熟即可。

食谱 5
猪肚莲子汤

猪肚：有补虚损，健脾胃，治虚劳羸弱，腹泻，下痢，消渴，小便频数等功效。

莲子：有清心醒脾，补脾止泻，养心安神明目、补中养神，健脾补胃，止泻固精，益肾涩精止带，滋补元气等功效。

材料：莲子、猪肚、生姜、葱、大蒜、盐少许（建议准妈妈不要吃太多调料，容易上火）。

做法：（1）先将100克的干莲子用水浸泡3小时以上。（2）将猪肚洗净，用盐、醋、少许面粉搓洗，冲净、焯水，将葱段、姜片、大蒜等调料放入猪肚，锅内重新加水，把泡好的莲子和猪肚一起放入汤中。（3）开锅后改文火煲1小时至猪肚软熟，莲子烂熟便可食用。

另外气血两亏，尤其是脸色不好的姐妹喝此汤可以补气养血。

以上这五种孕期养胃菜谱我都吃了几遍，除了山药糯米粥我每天吃都不觉得腻之外，其他的菜我也都有点吃腻了，再说，胃难受的症状也没有了，于是我便怀念起老妈做得那些口味重的菜了，尤其是老妈腌的辣白菜。

老妈和老公这回可都认真起来了。

老公："你都吐血了，以后可不能再任着性子吃了。"

老妈："这些菜谱吃腻了，要不你再去医院问问那个医生，看还能不能给写点别的好的菜谱。"

我："老妈你想得真美，人家又不是我的私人医生，我哪好意思再给人家添麻烦。"

老公："说得也对，哎，你上次不是说琳琳给你介绍了位保健医生吗？你去问问她孕期该怎么吃。"

我："对呀，我怎么把她给忘了，上次还说让我有事去找她呢。"

我立刻给闺蜜打电话，可惜闺蜜这次没有时间陪我去，让我自己去，并且保证那位医生朋友绝对不会给我坐冷板凳。无奈，我只有独自跟那位保健医生约了时间。

那天我运气还不错，一上午都没什么病人，于是保健医生给了我很多好的建议。比如，孕中期什么该吃，什么不该吃，什么要多吃，什么要少吃。

孕中期饮食——条条框框多

热量不可少：从妊娠进入中期以后，准妈妈对能量的需求显著增多，因此要多吃一些高热量的食物，当然也别像我一样撑得要吐。

优质蛋白质：蛋白质有着参与构成胎宝宝组织和器官、调节重要生理功能、增强母体抵抗力、维持胎宝宝脑发育等重要作用，是人体必需的

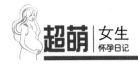

重要营养，因此应该保证摄入足够的优质蛋白质，尽可能多地从饮食中的肉、蛋、奶、豆类食物中摄入，不要单纯依靠保健品（蛋白粉）供给。

脂肪也需要：准妈妈摄入脂肪最好以植物性脂肪为主，因为动物性脂肪太过肥腻，对准妈妈的消化系统不利，也影响食欲。脂肪除了能提供给准妈妈能量外，还能提供给胎宝宝生长发育所必需的磷脂、胆固醇等营养成分，并且能够参与构成宝宝的组织器官。

糖是好东西：糖类是构成神经组织与细胞核的主要成分，更是心、脑等主要器官不可缺少的营养物质，还具有保肝解毒的作用。因此，糖类是孕期不可缺少的营养物质，也是供给能量的最主要来源，准妈妈应该保证糖类的摄入量要占所需总热能的55%～60%，以节约蛋白质，让其发挥更佳的作用。

补营养不要过量

脂肪多了有危险：医学专家指出，脂肪不过量是营养，脂肪一旦过量就是毒药，尤其是动物脂肪。脂肪过量会使大肠内的胆酸和中性胆固醇浓度增加，这些物质的蓄积能诱发结肠癌；高脂肪食物还能促进催乳激素的合成，继而导致患上乳腺、卵巢、宫颈等癌症，也会使将来出生的女宝宝患生殖系统癌症的比例较高。

蛋白质多了也得癌：蛋白质吃多了会使人产生头晕、疲倦、腹胀、食欲减退等症状。那是因为在过多蛋白质的作用下，人体内会产生大量的硫化氢、组织胺等有害物质，还易造成血中的氮质增高，胆固醇增高，继而加重肾脏肾小球滤过功能的负担；蛋白质过多还有可能患上癌症。

糖再好也不宜太多：准妈妈在妊娠期，肾脏排糖功能有不同程度的降低，如果血糖过高就会加重准妈妈肾脏的负担，同时，削弱准妈妈的免疫力，这样就会增加细菌、病毒感染的概率。血糖偏高的准妈妈生出先天畸形儿的概率、胎宝宝体重过高的概率、患妊娠高血压综合征或需要剖腹产的概率，分别是血糖偏低准妈妈的7倍、3倍和2倍。

补钙要科学：大多数的孕产医生都会建议准妈妈补钙，可是钙要怎么补，很多人并不清楚，甚至以为补得越多越好。营养学家认为，如果准妈妈盲目补了很多钙，对胎宝宝是有害无利的，准妈妈补钙过量，胎宝宝有可能得高血钙症，宝宝出生后有可能会过早关闭囟门、颚骨变宽而突出、鼻梁前倾、主动脉窄缩，严重的身体骨骼会停止发育，骨龄过早成熟，最终将导致原本不是侏儒的宝宝变成侏儒等。一般说来，准妈妈在妊娠早期每日需要的钙量为800毫克，后期可增加到1100毫克，饮食均衡营养吸收好的准妈妈可以不必单独补充，但如果准妈妈挑食现象严重，有胃病吸收不好的话，可以遵医嘱或根据自己的情况适量补钙。

咸食过量引发病症多：大多数北方的准妈妈喜欢吃口味较咸的食物，在这里我要提醒你们，摄入食盐量的多少与高血压发病率有一定的关系，妊娠高血压综合征是孕期特有的疾病，食盐摄入越多，妊娠高血压的发病率就越高。专家建议准妈妈每日食盐摄入量应为6克左右。

酸性食物不能多吃：很多姐妹怀孕后会喜欢吃一些酸性的食物，这些酸性的食物在孕吐期可以吃一点，但绝对不可以长期大量食用。德国有关科学家研究发现，妊娠初期如果母体大量摄入酸性物质，可能会影响胚胎的正常分裂与发育，并会诱发遗传物质突变，致使胎宝宝畸形。酸性物质对胎宝宝的影响最严重的是在孕早期，之后随着胎宝宝的发育成熟，酸性物质对胎宝宝的影响也会随之降低，虽然伤害是降低了，但也不能肆意食用。

温热补品要不得：首先，怀孕会使准妈妈的胃酸分泌减少，胃肠功能下降，因此准妈妈可能会出现食欲不振、胃部胀气、便秘等症状；其次，

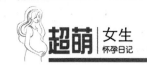

准妈妈本身的血液循环比孕前要快很多，因此心脏负担就会加重，子宫颈、阴道壁和输卵管等部位的血管也处于扩张、充血状态，再加上准妈妈所分泌的醛固醇增加，容易导致水肿、高血压等病症。因此，如果准妈妈经常服用温热性的补药、补品，不仅会加剧孕吐、水肿、高血压、便秘等症状，还会引发流产或死胎等严重症状。温热性的补品、补药包括人参、鹿茸、鹿胎胶、鹿角胶、桂圆、荔枝、胡桃肉等。

维生素过量也不好：维生素能调节人体内的物质代谢，不过需要量很小，饮食均衡的准妈妈在日常饮食中就能得到足够的摄入，偏食的准妈妈要遵医嘱。需要注意的是，脂溶性维生素——维生素A、维生素D、维生素E、维生素K摄入过多可能发生中毒，对胎宝宝不利，因此一定要注意适量摄入。

怀孕第15周——宝宝是个小毛孩了

怀孕第15周，胎宝宝的骨骼正在迅速发育，他的小手有时会握成拳头，手腕和肘关节活动更加灵活了；他的皮肤上覆盖着一层柔软纤细的胎毛，胎毛是依照皮肤的纹理分布的，它的作用就是辅助调节体温的，这层绒毛在胎宝宝出生后就会消失；此时期胎宝宝的脸上长出了眉毛，头发正在生长中；胎宝宝中耳内的小骨头也开始变硬了，但由于大脑的听觉中枢尚未发育，因此他还不能听见声音，不过他已经能做出一系列的面部表情了，如皱眉、做鬼脸等，科学研究表明这些动作除了代表胎宝宝发育有进步之外还可以促进大脑的发育。

本周胎宝宝标准参考值：顶臀长为10.4～11.4厘米，体重约为50克。

准妈妈的身体变化——子宫位又上升了

本周准妈妈的子宫底部已经上升到肚脐下四横指的位置。因为子宫越来越大，会引起经常性的腰酸、背疼等症状。此时准妈妈的腹部有了一定的"规模"，子宫差不多有一个刚出生婴儿的头部那么大了。

随着妊娠症状的消失，准妈妈不管是在身体方面，还是在精神方面都会感到适应多了，轻松多了，大多数姐妹日常生活基本能够恢复往日的样子了。

我的身体变化——有点痒

这一周的哪一天记不清楚了，一到晚上睡觉的时候，身上就开始有点痒，我不想一点小事就去医院，搞得神经兮兮的，能忍住就忍着，忍不住了就挠挠。

老公见我难受睡不着，就陪我说话。

"老婆，我给你讲个笑话。"

"好呀。"

"以前有个人身上特别痒，她在大街上散步时，看见有个摊位在卖止痒秘方药，并且看见有很多人排队买药，还每人限购一包，于是她也排了很久的队终于买到了一包止痒秘方药。晚上回家她打开秘方，你猜怎么了？"

"怎么了？"

"里面的包装纸左裹一层右裹一层，在打开了十几层包装纸之后终于看见了秘方，你猜是什么？"

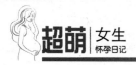
"猜不到，别卖关子了，快说吧，听得着急。"

"也是一张纸条，不过上面写着两个字。"

"什么字？"

"挠挠。"

"哈哈哈，哈哈哈……"老公笑得前仰后合。

我心里也觉得挺好笑的，可是此刻我一点笑的心情也没有，我正因为后背痒得难受在那使劲挠呢。

"什么破秘方，越挠越痒。"

老公见我难受也不笑了："要是太痒就去医院看看吧。"

"我12周建档的时候做的产检，16周的时候还要去，没几天了，忍到那个时候再一起看吧，不想老是往医院跑。"

"那也好。不过要是这几天痒得厉害就不要硬挺着，免得你太痒了，宝宝也会觉得痒。"

"你就瞎扯吧。"

"你别不信我的话，医生不是说过，准妈妈孕期的心情很重要吗，如果你因为身上痒而难受，心情就会不好，那我宝宝的心情肯定也会不好，所以，为了宝宝你也得该看医生就看医生，不要逞强。"

"知道了，现在还能忍，再忍忍。"一边说，我一边又开始挠了。

"来，我帮你挠挠。"

"嗯，后面，后背中间偏左再向下一点，使劲挠两下。"

……

怀孕第16周——宝宝会打嗝了

怀孕第16周，胎宝宝在妈妈的肚子里开始打嗝了，这是胎宝宝呼吸的先兆。胎宝宝的腿的长度超过了胳膊，手指甲完整地形成了，指关节也开始活动。现在准妈妈还听不到任何的声音，因为胎宝宝的气管充斥的不是空气，而是流动的羊水。

此时尽管宝宝的自身免疫系统已经开始产生部分抗体，但还不够完善，所以宝宝还要依赖着母体胎盘所提供的抗体；宝宝的神经系统开始工作了，肌肉能对大脑的刺激做出反应，因此动作非常协调，他常常会淘气地翻身，乱踢一阵，主动要引起妈妈的重视。

本周胎宝宝标准参考值：顶臀长超过12厘米，而体重才只有150克。

准妈妈的身体变化——子宫软化了

随着胎宝宝的生长发育，子宫不断增大，不仅已经全部软化，而且还很有弹性，整个子宫重约250克，羊水量增加至200～250毫升。本周子宫底高度约15厘米，相当于肚脐下2～3横指的高度，体重可能已经增加了2～4.5千克。由于腹部隆起，还有腰酸背痛的影响，准妈妈的睡眠质量会受到不同程度的影响，会有一种怎么躺都不舒服的感觉。

准妈妈非常幸福的时刻会在16～20周到来——准妈妈可以感到明显的胎动了。

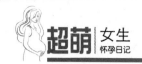
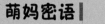

萌妈密语 姐妹们注意记录下第一次胎动的时间，下次去医院检查时告诉医生，有助于医生做产检。

我的身体变化——身上更加痒了

在忍受了一周后，刚到16周，我就再也忍受不了这烦人的痒了。痒的程度越来越严重，越痒越想挠，越挠就越觉得痒，并且后来一挠就鼓起一条一条的印子，又红又肿看起来非常吓人，于是我比预约产检的日子提前了2天去了医院。

常规产检要重视（13～16周）

首先是常规产检：量体重、测血压、测量宫高和腹围。

这一周会进行一个特别的检查，叫做"唐氏综合征产前筛选检查"，又称"唐氏筛查"。

宫高和腹围检查：宫高是指测量耻骨联合上缘中点到子宫底部最高点的距离，它反映的是子宫纵径长度。腹围不用解释大家都应该知道。这两项检查是为了动态观察胎宝宝发育，通过检查能及时发现胎宝宝在宫内是否发育正常，如果出现发育迟缓、巨大儿或羊水过多等异常情况，能早发现早治疗。另外，还能估出胎宝宝的体重呢。

唐氏筛查：这是一种结合准妈妈的预产期、年龄、体重和采血时的孕周等数据，通过抽取准妈妈的血清，检测母体血清中甲型胎宝宝蛋白和绒毛促性腺激素的浓度，计算出唐氏儿的危险系数的检测方法。其检查的目的除了排查唐氏综合征以外，还能排查出神经管缺陷和其他染色体异常等疾病。

萌妈密语

关于这一条要说明一下，唐筛检查可筛检出60%～70%的唐氏症患儿。需要明确的是，唐筛检查只能帮助判断胎宝宝患有唐氏症的机会有多大，但不能明确胎宝宝是否患上唐氏症。也就是说抽血化验指数偏高时，怀有"唐"宝宝的机会较高，但并不代表胎宝宝一定有问题；另外，即使化验指数正常，也不能保证胎宝宝肯定不会患这种病。唐筛检查指数超出正常的准妈妈应进行羊膜穿刺检查或绒毛检查，如果羊膜穿刺检查或绒毛检查结果正常，才可以百分之百地排除唐氏症的可能。

准妈妈得了荨麻疹——只能挠吗？

以上常规检查我都做完了，除了唐筛检查需要等一星期出结果外，其他检查很快出了结果。医生看了一下结果说都正常，我心里的石头终于落地了。然后，我就赶紧跟医生说身上非常的痒，并且一挠就出红印子。

医生看了看说："这是孕期比较多见的一种皮肤病，叫做'妊娠瘙痒性荨麻疹样丘疹及红斑'，你不要去抓，因为当你抓挠时，会让局部的温度升高，使血液释放出更多的组织胺（过敏原），因此会越抓越痒。"

"医生，能给我医治好吗？光忍着也不是长久之计呀。"

"那倒是，忍着也不是办法，但你现在是怀孕时期，最好不用药物治疗，我给你推荐几种食疗方子吧，能缓解瘙痒，你记一下。"

"谢谢医生。"

她一边说，我一边在一张作废的缴费单上记录：

准妈妈荨麻疹食疗方

食疗方 1

材料： 取黑芝麻30克，黄酒15～30克。

做法： 芝麻打碎，放杯中，加入黄酒，加盖，放锅中隔水蒸15分钟。

吃法： 每晚睡前1次服食芝麻酒。每日1剂，连食1周。

食疗方 2

材料： 香菜根10余棵，蜂蜜适量。

做法： 香菜的根须洗净切段，煮5分钟，调上蜂蜜，连吃带饮。

吃法： 连续用3日，每日1剂。

食疗方 3

材料： 三七1～1.5克，去骨鸡肉100克。

做法： 三七切成薄片，用鸡油或猪油炸黄，加入鸡肉拌匀，放入碗中，再加水适量，用文火蒸炖1小时，加入少量食盐调味。

吃法： 药肉汤1次服完，每日或隔1～2日服1剂，连服2～3剂。

食疗方 4

材料：玉米须15克，已发酵好的酒酿100克。

做法：将玉米须放入锅中（最好不要用铁锅），加水适量，煮20分钟后捞去玉米须，再加酒酿，煮沸食用。

吃法：随时可吃，但要连续吃。

"医生，我为什么会得荨麻疹呢？"

"引起荨麻疹的病因很多，但大多数是某些物质引起的过敏反应或血管神经功能障碍所造成的。"

常见的有关因素有以下几方面：

（1）吸入物，如各种花粉、烟雾、灰尘等。

（2）食物，如鱼、蟹、虾、贝类、辣椒、胡椒、牛奶、鸡蛋等。

（3）药物，如青霉素、链霉素、磺胺、血清、疫苗等。

（4）动物，如臭虫、螨虫、不知名的微生物等。

（5）植物，如野葛、柳树绒、杨树花等。

（6）感染，如细菌、病毒、霉菌、寄生虫等。

（7）物理因素，如不适应的冷、热、风、光等。

（8）化学因素，如某些化妆品、洗衣粉、肥皂等的刺激。

（9）内分泌障碍，如月经不调、妊娠、更年期等。

（10）遗传因素，如家人有过敏体质及免疫功能障碍。

"你应该是因为怀孕激素改变引起的内分泌紊乱造成的，生产之后可能这种病症就会消失，所以，一般情况下你不用用药，上面我提到的这些方面你也要注意，如果有过哪种情况之后变得更痒了，那以后就尽量避免这种情况。"

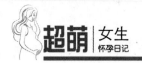

"那如果用了这些方法之后还不好呢？"

"还不好的话，你就来医院找我，我给你输液。"

"输什么液？会不会对小孩有伤害？"

"这个到时候再说，我会根据你的情况酌情处理的，现在你占用的时间够多了，我还得看下一位孕妇呢？你可以离开了。"

"哦，谢谢您了医生。"

虽然被医生给"赶"走了，我一点也没生气，因为我确实问到了不少有用的东西哦，能遇上这样一位负责任的医生我已经非常庆幸了，还有什么可埋怨的呢？

回家之后我试用了医生教我的方法，确实很有效，不过偶尔还是会有点痒，总有一种没去病根的感觉，但是为了宝宝我也只有坚持不用药。

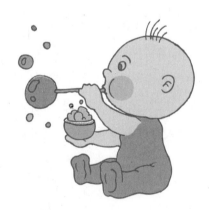

第七章

怀孕第五个月——有趣

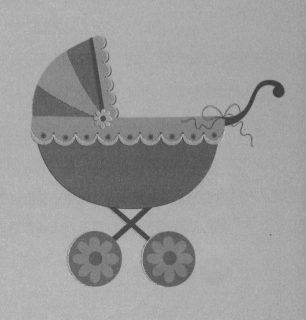

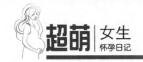
怀孕第17周——宝宝会玩脐带了

怀孕第17周，此刻胎宝宝已经变得非常顽皮了，他学会了玩脐带，尤其喜欢用手去拉扯和抓住脐带，有时甚至因为抓得太紧，导致只能有少量的氧气输送给他。不过不用太担心，大多数的胎宝宝不会做得太过分，他是知道保护自己的。

胎宝宝的循环系统和尿道已经发育成熟，完全进入正常的工作状态了，胎宝宝的肺叶也开始工作了，他已经能不断地吸入和呼出羊水，并且胎宝宝的体内也开始出现褐色脂肪，为出生时维持身体热量做好准备。

关于胎动，从现在到胎宝宝出生为止都要密切关注，因为胎动的状况是判断妊娠是否正常的重要标准。尤其是以往有过出血或疼痛症状的准妈妈，密切关注胎动更为重要。

本周胎宝宝标准参考值：长大约13厘米，体重170克左右，大概和成人手掌张开后的大小差不多。

在今后3周内，胎宝宝将经历一个飞速成长的过程，身长和体重都将增加两倍以上。

准妈妈的身体变化——子宫跟肠胃抢地盘

本周子宫顶部变得好像一个球，它的长度比宽度增加的要快，因此子宫的形状是椭圆形的。此刻子宫已经充满了骨盆，并且向上直达腹腔。准妈妈的肠道不但被推向上方还被挤到边上。往后的日子子宫将会继续向上扩张，最后几乎能达到准妈妈的肝脏处。

除了准妈妈的肚子越来越大之外，有些准妈妈还会发生鼻塞、鼻子变大（鼻黏膜充血）和出血，这些现象是孕期内分泌变化引起的，它会随着孕期的推进而逐渐减轻，因此切忌滥用滴鼻液，以免对胎宝宝有不好的影响。如果出现严重的鼻出血现象就需要重视了，应该首先到医院检查是不是妊娠高血压综合征，之后再请教医生如何处理。

我的身体变化——为什么鼻子越来越大！

之前我有说过我的鼻子比怀孕前变大了，当时我没当回事，可得知鼻子大有妊娠高血压综合征的危险时，我又被吓倒了。照镜子仔细观察，我的鼻子好像越来越大了，而且有些红肿的感觉。上周刚做完产检也不想马上又去医院，于是，我去找了闺蜜介绍的那位保健医生，想让她帮我检查一下，我到底是不是快得妊娠高血压综合征了。

那天正好赶上保健医生比较忙，我只有坐在走廊的椅子上等着，一直等到快下班了，她还没有忙完，我本打算跟她打声招呼后离开的，没想到她却坚持让我再等她一会儿。我自己心里泛起了嘀咕，难道看出我有什么不对劲了吗？上帝保佑，不要有什么问题呀。

等她忙完了，给我量了一下血压，然后她一脸奇怪的表情。

"怎么了？有什么问题吗？"

"没有，看你的鼻子肿得很厉害，我还以为你会血压高，没想到一点也不高，血压不高就不用太担心了。"

"听说那个妊娠高血压综合征很可怕，到底有多可怕呀？"

"嗯，你也不用太恐慌，但也不能太忽略这事，我给你解释一下妊娠高血压综合征到底是怎么回事，有哪些症状。"

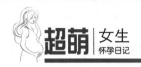

什么是妊娠高血压综合征

妊娠高血压综合征：是准妈妈特有的病症，就是以往所说的妊娠中毒症、先兆子痫等，这种病症多数发生在妊娠20周与产后2周左右，比例约占所有准妈妈的5%（这个比例也不算低）。如果准妈妈得了妊娠高血压综合征，那么她的身体某个部位（严重的是全身）就会浮肿，血压居高不下、尿中蛋白量超标。血压越高，持续时间越长，对准妈妈和胎宝宝的威胁就越大，对母体的影响是：可诱发胎盘早剥，急性左心衰竭，肺水肿，急性肾功能衰竭，脑血管破裂等；对胎宝宝的影响是：可使胎盘供血不足，胎盘功能减退，进而使胎宝宝宫内缺氧，生长迟缓或死亡。因此重症患者需要提前终止妊娠。

"原来妊娠高血压综合征这么可怕呀。"

"嗯！除了妊娠高血压综合征以外，还有一些在孕产期母子死亡率发生较高的常见妊娠并发症。一旦发现有症状，应立即住院监护治疗，比如……"

前置胎盘：妊娠晚期或临产时，如果准妈妈发生无痛性反复出血，那就是前置胎盘的主要症状。前置胎盘对准妈妈和胎宝宝的影响都很大，其中最容易导致母体大出血后又感染；胎宝宝可能因母体失血过多而发生宫内缺氧最终死于宫内。

胎盘早期剥离：是指原本在正常位置上的胎盘，在胎宝宝娩出前就发生了剥离，这种症状在医学上称为胎盘早剥。胎盘早剥的主要表现是：妊娠晚期突然发生腹部持续性疼痛并伴有阴道流血等症。此病症对母体的影响是：母体主要表现为失血性休克或弥散性血管内凝血。对胎宝宝的影响是：多数胎宝宝因缺氧发生宫内死亡。

以上这三点都非常值得引起准妈妈们重视，我的一个同学就是在孕晚期发现前置胎盘的，当时她做好了剖腹产的准备，后来到快要生的那几周，经检查胎盘前置情况没那么严重了，于是医生建议她自己生。没想到，孩子是生出来了，她却还是发生了大出血，输了很多血才抢救过来。后来医生说，还是因为曾经发生过胎盘前置后来才会大出血的。所以，一旦有姐妹发生过胎盘前置，就多考虑剖腹产吧，因为即使胎盘不前置了，也会比没有过胎盘前置的准妈妈发生大出血的几率高。

我的心情变化——有美食就高兴

自从不再孕吐以后，我就爱上了美食，老妈但凡给我做点好吃的，我就特别开心，也许不再担心宝宝是否安全了，也许真的是宝宝想吃了，总之我的食欲特别好。可是，老妈的厨艺有点跟不上我的嘴，再说了，自从上次我吃得胃出血之后，老妈变得就有点神经兮兮的，搞不清该让我吃什么，不该让我吃什么了，吃得太过丰盛怕我再把胃撑坏了，吃得太简单又怕我和胎宝宝营养不够。她在书店买了本菜谱来学着做，又总感觉那上面的配餐不是很科学，于是她找到了在居委会工作的朋友，那位朋友还真给她找到了一本中国营养学会妇幼营养分会出版的一本小册子，那本小册子市场上是买不到的，是专门由社区工作人员送给本社区的准妈妈的。上面对准妈妈营养餐的建议既简单又清淡，让人看了比较有食欲不说，也非常有权威性和科学性。下面我就将一些我觉得比较好的食谱写出来，供姐妹们参考使用。

孕中期每日配餐方案

孕中期每日营养的供给标准为：蛋白质80～90克，钙1～1.5克，铁18毫克，维生素B1和维生素B2各1.5毫克，维生素C80毫克，胡萝卜素6毫克，维生素A1毫克。

折合原料为：粮食300克，豆制品50克，浅色菜（萝卜、白菜、豆角、黄瓜等）400克，土豆100克，肉和蛋50～100克，深色菜（胡萝卜、菠菜、青椒、韭菜等）50克，猪肝25克，虾皮10克，海带10克，油40克，红糖25克，水果100克。

下面这套食谱是专门为孕中期的准妈妈科学选配的，姐妹们可以根据自己的口味调换着吃，并且操作绝对简单，不需要大厨水平，但凡会做饭的人都能做得出来。

孕中期 一日配餐 1

早饭：豆浆300毫升，蛋糕或面包50克。

午饭：水饺（建议肉和菜混合馅的）150克。

晚饭：椒盐蒸饼50克（可换成自己喜欢的口味的饼），大米稀饭50克，醋溜白菜，拌三丝（如香干、胡萝卜、金针菇、芹菜等，保证营养丰富均衡）。

孕中期 一日配餐 2

早饭：红糖大米粥50克（红糖有补血、暖胃的功效），麻酱花卷50克，煮鸡蛋1个。

午饭：米饭100克，红烧鱼，萝卜丝粉丝汤300毫升。

晚饭：玉米面发糕100克，砂锅豆腐，炒油菜心。

孕中期 一日配餐 3

早饭：牛奶250毫升，面包100克。

午饭：打卤面100克（鸡蛋、黄花、肉、蘑菇、木耳做卤）。

晚饭：馒头100克，萝卜豆腐汤。

孕中期
一日配餐 4

早饭：玉米面糊50克，豆包50克，煮鸡蛋1个。

午饭：米饭100克，汆丸子，萝卜丝，素烧油菜心。

晚饭：素包子（虾皮、鸡蛋、韭菜、粉丝等馅）50克，大米粥50克。

孕中期
一日配餐 5

早饭：挂面卧鸡蛋50克，烤馒头片50克。

午饭：猪肉白菜菜卷50克，大米粥50克，花椒油拌萝卜丝。

晚饭：米饭100克，豆腐炒油菜，排骨海带汤。

孕中期
一日配餐 6

早饭：大米红枣粥50克，馒头50克，煮鸡蛋1个，五香豆腐。

午饭：烙饼50克，馄饨50克，炒豆芽。

晚饭：花卷50克，玉米面糊50克，酱猪肝，凉拌莴笋。

孕中期
一日配餐 7

早饭：大米粥50克，芝麻烧饼50克，煮五香花生。

午饭：二面馒头（紫米、小麦或玉米、白面）100克，菠菜汤面50克，西红柿烩豆腐。

晚饭：米饭100克，芹菜（青菜）炒肉，紫菜蛋花汤。

以上这7种营养配餐方案都是适合孕早、中期准妈妈的，还有针对孕中、晚期准妈妈的营养配餐，等写到孕中、晚期的时候再介绍给大家。

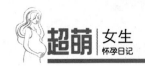
怀孕第18周——宝宝有了指纹

怀孕第18周，有个被称为肺泡的小气囊在宝宝的肺部开始发育了，由于肺部是最晚成熟的器官之一，所以这个阶段的肺泡还不能工作；宝宝的消化道未排泄掉的羊水会被堆积在肠道内，形成一种糊状的物质，叫做胎便，胎便会起到促进肠道蠕动的作用；宝宝的眼睛已经从不正常的位置渐渐移动到了正常的位置；理论上讲为了保护眼睛，他的眼睑要在第24周后才会张开，不过也有个别例外的时候；宝宝的指尖处和脚趾上的肉垫已经形成，并开始出现了独一无二的指纹；此刻，他已经能够把手放入口中，并且很协调地操纵双手；如果准妈妈怀的是男宝宝，宝宝的前列腺正在形成。

本周胎宝宝标准参考值：顶臀长为14厘米，体重为150克。

准妈妈的身体变化——子宫像香瓜了

本周准妈妈的子宫大小和香瓜差不多了，在肚脐下方两根手指的位置可以摸到它，而准妈妈的体重增加了4.5~6千克，增加的幅度根据个人情况略有不同。

准妈妈的子宫在不断长大，身体的重心也在发生变化，准妈妈可能会感到行动不便，甚至容易摔倒，所以特别提醒：这时别穿高跟鞋。

我的身体变化——胯骨疼

第17周的一天早上，起床时突然觉得胯骨特别地疼，以为是受凉了，于是不敢贴风湿贴，只能找来热水袋热敷一下，热敷之后挺舒服的，可是第二天早上一起床又觉得非常疼。我想会不会是缺钙了，但听我老妈说以前她怀我的时候缺钙后会抽筋，我不抽筋只是胯骨疼，所以觉得我应该不是缺钙，那到底是怎么了呢？生什么病了吗？我要到20周的时候才需要去产检，于是我又麻烦了那位保健医生，给她打了一个电话。在她询问了我的有关的情况之后，她说我应该就是缺钙了，等20周产检的时候让医生给开点钙片吃就行了，准妈妈多少都会有点缺钙，按说明用量补上就行了。此外，她还告诉我如果准妈妈缺钙将会有什么后果。

缺钙要引起重视

之前介绍过钙补多了有很多坏处，可是如果准妈妈缺钙也会引发很多病症。

钙不仅能促进胎宝宝骨组织的生成和发育，还能促进母体的生理代谢。胎宝宝所需的钙是从母体获得的，但母体缺钙时，胎宝宝却不一定缺钙，因为即使母体缺钙胎宝宝也仍然要从母体吸取定量的钙，母体的钙透支后若得不到补充，其骨骼和牙齿就会脱钙，引起骨头痛、腰痛、腿痛、手足抽搐，严重的会导致牙齿脱落、骨质疏松、骨盆变形，最终造成难产。

"医生，为什么我缺钙是胯骨疼，我老妈那时缺钙是抽筋呢？"

保健医生回答我说："准妈妈缺钙的症状可以是抽筋，也可以是骨头酸痛等，也有可能没有什么症状，那样更危险，因为更容易被忽视。"

"能不吃钙片，通过饮食补钙吗？"

"饮食可以补，但是真要缺钙了，靠饮食来补，效果就太慢了，比如，1袋250克的牛奶含钙量是273毫克，要想补足1000毫克的钙，每天要喝4袋牛奶，并且牛奶中的钙并不一定被完全吸收。所以，直接补充钙制

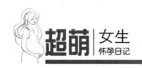

剂是比较好的办法，而且现在的钙剂多数包含促进吸收的维生素AD。"

"哦！原来是这样，那万一补钙补多了会不会有副作用，听说钙补多了会影响顺产，骨盆不好开？"

"那都是不懂的人猜测的，正规医院的医生开出的钙片的用量每天只有几百毫克，不会超量。准妈妈严重缺钙，会导致孩子患佝偻病，自己产后也会骨质疏松等，补钙的时间全天均可，因为钙在晚上流失得多一些，所以晚饭后补钙效果更佳。"

"哦，饮食方面要注意些什么呢？"

"饮食方面可以多吃些钙含量比较高的食物，比如虾皮、海鲜、豆制品等，当然，户外晒太阳也是必不可少的。"

"谢谢医生。"

"不客气，有什么问题尽管咨询我。"

瞧瞧，这位医生多好呀，仿佛是上帝专门为我派来了一位家庭医生一样。

我的心情变化——天天乐哈哈

这个时候，我的肚子已经有点明显了，老妈和老公对我的倍加呵护更是让我万分地享受。

医生说最好不要蹲着，不要用力弯腰等。老公怕我弯腰伤害到宝宝，所以每天晚上睡觉前都帮我洗脚。其实老妈说没关系，以前她怀我时经常蹲着，也挤不到宝宝，因为宝宝有子宫和羊水保护着呢。不过这话不能让老公听到，趁机赶紧享受他对我的百般呵护吧，嘿嘿，这种呵护可能随着孕期的结束就会变得不一样了。

吃好的喝好的，还有人伺候着，宝宝也在健健康康地成长着，难免没事偷着乐，心里总是喜滋滋的。

怀孕第19周——宝宝长脂肪了

怀孕第19周，胎宝宝皮肤的腺体开始分泌出皮脂，简称胎脂，是一种黏稠的、白色的油状物质；还有另一种脂肪状的物质称为髓鞘，为了对神经起保护作用，髓鞘已经将宝宝的神经包裹，从而使神经更加顺畅和迅速地传递信息，并保证动作的协调和灵活。这种物质还将不断增加，一直延续到宝宝出生以后。

宝宝的肠胃开始分泌出消化液，消化液能很好地帮助吸收羊水，并将吸收的部分羊水输送到循环系统；血液经肾脏过滤后，里面的过滤物重新排泄到羊膜囊里。胎宝宝的乳头也开始出现了，如果是女宝宝，她的子宫、阴道和输卵管都已经就位；如果是男宝宝，他的生殖器也已经发育得相当明显了。

本周胎宝宝标准参考值：顶臀长约为15厘米，体重约为200克。

准妈妈的身体变化——感受胎动

本周准妈妈的子宫已经到肚脐下1横指的位置，皮下脂肪也比上周增厚了很多，肚子突出更加明显了，穿着再肥大的衣服也掩饰不住准妈妈的身份了。随着子宫和胎宝宝的继续增大，准妈妈的体重也跟子宫成正比增长，总体重大约会增加3.6~6千克，其中胎宝宝大约增加200克，胎盘大约是17克，羊水大约是320克，子宫大约是300克，每侧乳房大约是180克。

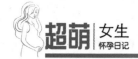
现在的宝宝更加活跃了，准妈妈经常会感觉到被戳、被踢，还有宝宝扭动和翻转的感觉，基本上大多数准妈妈都能感觉到胎动带来的幸福了。

萌妈密语 越来越重的身体对准妈妈来说是一种负担，准妈妈会变得很容易疲倦，总有一种睡不醒的感觉，并且有时候还会感到头晕眼花，这种疲倦感一般会出现在孕早期和孕晚期。建议准妈妈想睡时就睡，不要做太多事，尽可能多休息、早睡觉，因为只有准妈妈精力充沛、身体舒服，在肚子里的胎宝宝才能舒服、健康地成长。

我的身体变化——感觉不到胎动

所有怀孕的准妈妈都知道胎动是多么的重要，可是，到本周为止我却感觉不到胎动，真是急的我的心里冒火。于是，我又给我的保健医生打了电话。

我问：为什么我现在还感觉不到胎动呢？

保健医生说："正常情况下，准妈妈大约在怀孕第16～18周便能感觉到胎动，初产准妈妈则因为没有怀孕的经验，所以胎动初觉得时间会比较晚，大约在18～20周。"

"您是说我的宝宝其实动了，是我自己太不敏感，没感觉到是吗？"

"这个我还不敢确定，但是在17周还没感觉到胎动是正常的，到20周你做产检的时候，如果有什么异常可以做一个B超检查，以此来确认胎宝宝的活跃度。"

"一定要做B超吗？不做不行吗？B超做多了会不会对胎宝宝有伤害？"

听了我一连串的问题，保健医生笑了："由于胎动是胎宝宝在子官内活着的表现，所以胎动就是宝宝健康的指针。因此，你必须要确认胎宝宝在你的肚子里是动的。假如20周之后感觉到胎动了，也可以不做B超。以后你还要学会自己测量胎动，以便能够在胎宝宝出现异常胎动时及早发现问题、及时就医，以减少胎死腹中的概率。"

我问：胎宝宝每天动多少下算正常？

保健医生：在怀孕第20周时，12个小时的平均胎动次数为200次左右，在怀孕32周时是575次左右，到了怀孕40周时则减少到282次左右，这是因为晚期羊水减少，胎宝宝活动空间缩小活动量也因此减少的原因。一般胎宝宝活动持续20秒以上的胎动是较容易被孕妇察觉的，所以跟机器测得的胎动相比较，准妈妈能感觉到80%就算不错了。

我问：做B超是否对胎宝宝有伤害？

保健医生针对这个问题给我做了详细的解答，我还记得关于这个问题我曾经在网上搜索过答案，基本上大家的回答是没有大碍，没想到，这位保健医生给我的回答却跟网上说的很不一样。

保健医生：B超做多了，会造成新生儿语言发育迟缓等损伤。因为超声波毕竟也是一种能量形式，达到一定剂量和辐射时，会在受检者体内产生生物反应，使机体组织受到损伤。因此，准妈妈做B超过频或时间过长，都是不利于胎宝宝健康的。

我问：孕期究竟如何做B超检查才是适宜呢？

保健医生：对于这个问题的回答不是绝对的，这需要看准妈妈的具体情况而定，一般认为，若非临床诊断需要，怀孕3个月内应慎做B超，正常

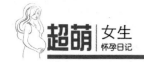

情况下孕期做2～3次B超检查为宜。

第一次B超检查：做第一次B超检查是为了清晰地看到胎宝宝的各个器官，并且可以对胎宝宝从头到脚都检查到位，一旦发现畸形或其他异常，可以进一步进行羊水穿刺等检查或者及时终止妊娠。这次的检查必须在怀孕20周左右做，因为那时的羊水相对比较多，胎宝宝大小适中，胎宝宝在宫内的活动空间比较大，能够找到比较好的对比度，排查率相对误差小。

第二次B超检查：做第二次B超检查是为了了解胎宝宝大小、胎盘位置和成熟程度、羊水状况及有无脐带绕颈等症状，并再次检查有无畸形，如发现胎宝宝大小、羊水量、胎盘位置、胎位等有异常症状，医生会及时采取相应治疗措施，那么这次检查大约在怀孕28周以后做。

第三次B超检查：做第三次B超检查的目的是确定胎宝宝大小、胎位、胎盘成熟程度、有无脐带绕颈等，并进行临产前的最后评估，这次检查大约在怀孕第37～40周，也就是临产前的检查。

如果准妈妈有异常情况，则需要根据情况决定B超检查的次数。如羊水过多时，需在治疗前后经常运用B超技术重复测量羊水量。

如果怀孕超过40周，每周需做1～2次B超检查，以检测羊水及评估胎宝宝在宫内是否健康。

我问：B超检查对不同阶段胎宝宝的影响有哪些呢？

保健医生：怀孕2个月内如果过多地做B超检查，可能会使胚胎细胞分裂与人脑成形受影响；怀孕4个月时如果过多地做B超检查，会影响胎宝宝的骨骼发育；怀孕5个月时如果过多地做B超检查，会对胎心发育有影响；怀孕6个月时如果过多地做B超检查，会抑制胎宝宝机体功能的生长发育，因为那时所有的脏器发育均不完善，很有可能会发生畸胎或死胎。

有一点需要特别指出，做B超的时机和次数应结合个人不同的情况在医生指导下进行，该做就做，也不要过分担忧。

听完医生的话，我告诉自己，一定尽可能地少做B超，可正所谓世事难料，到后期我就偏偏出现了必须要经常做B超的症状，而且还不只是一种症状。

宝宝能感受到我的心情了

因为没有感觉到胎动，我总是有意地去关注这件事情，但是越关注就越是感觉不到胎动，越是感觉不到胎动，我的心情就越是烦躁，一烦躁就想发脾气。

因为想发脾气又找不到理由，想找个人找件事发泄一下，可是找谁呢，咱家就这三个人，找老妈发泄过后会有罪恶感，还是找老公吧。在我啰唆、埋怨的时候他就是我的垃圾桶，在我心情不好的时候他就是我的发泄袋。可是，总得找个合理的理由发泄吧，太混蛋了也不太好吧，苦于没有找到合适的理由找茬，一时忘记胎动的事了。

在老公快要下班的时候我突然很想吃鱼香肉丝，于是就给老公打了电话，老公答应帮我买鱼香肉丝。

然而，老公做了一件很危险的事，他下班后竟然忘记买鱼香肉丝了，于是我很生气，不是有意生气，是真的很生气。

"你也太不把我当回事了，我说想吃鱼香肉丝你竟然忘买了，我很少让你买东西回来吧，就这一次你都给忘了，可见你心目中根本就没有我。"

老公一脸委屈的样子："老婆，你别这么说，你在我心目中是最重要的，我对你多好呀。"

"好个屁，你只是对我肚子里的孩子好呢，根本不是真心对我好。"

"那以前你没怀孕的时候我对你不好吗？"

"不怎么好，经常不听我的话，经常答应我的事办不到。"

老公突然笑了："是，我是有不好的地方，我现在给你买去。"

"不用了，现在不想吃了。"

"你等我一会儿，我马上就回来。"

说着，老公就跑出去了。

不一会儿，老公提着鱼香肉丝回来了，那一瞬间我高兴了一下，然而，很快就又伤心了。吃了一口鱼香肉丝后，我委屈的泪水流了下来。

"老婆你怎么了？"

我一边哭一边委屈地说："你还说关心我呢，从这一点就能看出来你不是真的关心我，都是假的，表面的。"

"我又怎么了？"

"你明知道我不能吃辣的，你还给我买这么辣的鱼香肉丝，再说吃辣的对孩子也不好。"

"不是你说想吃鱼香肉丝的，鱼香肉丝就是辣的呀，你就不应该想吃这道菜。"

"哦，现在还是我不对了，你就不能跟厨师说不放辣椒吗？"

"不放辣椒那还叫鱼香肉丝吗？"

"叫不叫鱼香肉丝也能吃，总比现在我吃着辣，吃完了伤害孩子好吧。"

老公似乎也有点生气了，冷着脸小声嘀咕："不吃算了，我吃。"

说着，老公就坐在桌子旁大口大口地吃起来了，一边吃还一边说："真好吃，好久没吃到这么好吃的菜了。"

我简直快被气疯了，但是人在真生气的时候，就没有力气吼人了，能吼人的时候都是假生气呢。于是我一个人回到卧室躺在床上生闷气去了。本来是想发泄的，没想到没发泄出去，让自己更憋屈了。

老公吃完了饭，见我还在难过，他也有些内疚了，于是过来哄我了。

"老婆，我错了，你别生气了，你生气宝宝是会感受到的。"

"我就是要让宝宝知道，他爸爸是怎么欺负妈妈的，根本不把妈妈当回事。"一边说，我的眼泪一边流下来。

"你别这么说，其实我是很爱你的，只是，有时候我没法做到令你都满意，你就别生气了。"

"不是你没法做到令我满意，是你根本没想做到令我满意，你说爱我都是假话，如果你真的爱我，不需要任何人说，你就能做得很完美了，那种完美行为是在不自觉中做出来的，根本不用刻意地去思考。"

我越说就越觉得他不好，他不是真心爱我，嫁给他我真后悔，因此我就越来越生气。

"不自觉中做出来的完美行为！老婆，你这要求也太难了吧。"

第一次胎动——以为肚子串气

我不知道是太生气了还是因为没吃饭，感觉讲话的力气都没有了，我不吭声，躺在床上生闷气。突然，我的肚子像有一股气"咕噜"了一下，第一下我没太在意，还以为是因为生气岔气了呢，可是没一会儿，又来了一下。怎么了？是受凉了吧。不一会儿，又来了两三次，啊！难道是胎动了，胎动怎么像是串气一样的感觉。我赶忙问老妈，老妈说那就是胎动。一下子，我的怨气都消失了，第一次感受到胎动，那是何等的新奇和幸福。

小东西一直在里面动，我好开心，总是去摸他，他每次都不让我失

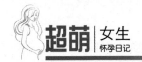

望，仿佛知道我希望他动似的。

老公一听说胎动了，马上将头靠近我的肚子上说："让我听听。"

我立刻躲开了，"我的肚子凭什么让你听，让你买个鱼香肉丝都不知道不能放辣椒。"

"我错了，你就让我听听呗。"

我躲开，他追着我跑，肚子里的宝宝也一直在动。

孕期怨气大——宝宝多畸形

过了好一会儿，我还能感觉宝宝在动，于是我非常开心。可是，老妈说了一句话，让我立刻情绪低落了下来。

"你今天生气她感受到了，以后不要动不动就生气，对孩子不好，你总生气，以后生出来的孩子也爱生气。"

"啊！那现在他老是动，是不是被我气的。"

"她不是被你气的，以前我听一个医生说过，怀孕期间准妈妈情绪波动大的话，能使血液中一些啥物质的分泌发生变化，能影响孩子肝脏的生长发育，还容易生出唇腭裂的孩子，还可能导致孩子出生后情绪压抑、性格异常和消化系统功能失调，所以准妈妈要保持愉快的心情。"

别看老妈不是医生，但她说的这些话我相信，毕竟她也是生过孩子的人，多少也有些经验。老妈又给我讲了一个故事，彻底让我掉进了恐惧的深渊。

她说她曾经听过一次孕产讲座，讲课的医生讲到了一为准妈妈的悲惨经历。这位准妈妈的丈夫在她怀孕期间搞婚外恋，并且逼着她离婚，这位准妈妈整天过着以泪洗面的日子，结果到做排畸检查的时候发现，宝宝的肚皮没有合上，肠子、肚子都是长在外边的。当时的医生看了都非常的害怕，这位准妈妈更是受到了强烈的刺激得了抑郁症。

听完老妈讲得这个事儿，我真有些害怕了，因为宝宝还一直在动，我在心里说：宝宝别动了，休息一会吧，别累坏了。

老妈又说了一句话，仿佛一语点破天机："他老是动，除了跟你生气有关，可能跟你晚上没吃饭也有关系，你没吃饭他也饿。"

"是吗？那我现在要吃饭。"

老公立刻帮我拉椅子。我对着老公说："听见没有，以后不要惹我生气，我一生气，对你家小孩不好，小孩还吃不上饭。"

老公卑躬屈膝："好好，一定一定。"

老妈帮我热饭菜，一边热一边说："以后你也改改脾气，别那么任性。"

我没吭声，但在心里对宝宝说："妈妈错了，以后妈妈为了你也要尽量不生气，还有，哪怕妈妈再不想吃饭，为了你也要吃，只要你健健康康的成长，要妈妈做什么，妈妈都愿意！"

其实整个孕期我一直都是情绪不稳定，经常会有类似的无理取闹，可能真的是怀孕导致激素分泌过多造成的，值得庆幸的是老公一直都能忍让我。现在每每想起来我就会像赎罪一样会对老公更好一点。所以，看这本书的准爸爸们，如果你孩子的妈也在像我一样耍脾气就请原谅她们吧，谁让她是孕妇呢！

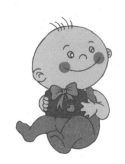

怀孕第20周——宝宝的头发又长长了

怀孕第20周，胎宝宝的头发继续生长，胎脂继续增加，皮肤也开始增厚，发育为4层。其中有一层含有一种叫做表皮脊的物质，对于将来手掌、指头和脚底纹理的形成相当重要。

本周也是胎宝宝的嗅觉、味觉、视觉和触觉等感官系统发育的关键时期，分管这些感觉的神经元已经在大脑中各就各位了，形成记忆与思维功能的那些复杂的神经元之间的相互联系也在增加。此外，现在用听诊器就可以听见胎心跳动的声音了。

如果是女宝宝，她的卵巢已经有大约600万个卵子了，但是当她出生时，数量将下降到100万左右，等她长大，会越来越少，到17岁时可能仅剩下20多万个。

本周胎宝宝标准参考值：顶臀长约为16厘米，体重为255克。

准妈妈的身体变化——子宫稳步增长

本周子宫的增长速度逐渐平稳了（在此之前子宫增长不规律），子宫底每周升高1厘米左右，目前宫高16～20厘米，羊水量约400毫升，整个子宫如同成年人的头一样大了。

宫高是反映妊娠情况的指标之一，当宫高的值过多地大于当月的正常值时，有可能是怀了双胞胎或者预产期计算错误，再或者可能是病症的表现，如羊水过多或胎宝宝过大。当宫高的值过多地小于当月的正常值时，就有可能是预产期错误或者是胎宝宝发育迟缓。无论是过高还是过低，都不应该忽视，都应该在医生的指导下查明原因。

我的身体变化——是典型的准妈妈了

此刻，我苗条的身材只有靠追忆过去来体味了，我的腹部越来越大，体重也急剧增加，已经是一个典型准妈妈的体形了。膨大的腹部破坏了我身体的整体平衡，我感觉比上周更容易疲劳了，同时偶尔会腰痛、腿软，有几次因为走路时腿软，我差点摔倒了。睡觉时偶尔还觉得胯骨疼，就等着20周产检时跟医生说这事呢。

我的心情变化——控制在平稳和喜乐中

我能感受到胎动了，又亲身体会了一次生气和激动对胎宝宝的不良影响，于是我就竭力控制好自己的情绪，让自己尽可能保持一颗平稳、喜乐的心，"只有拥有好的心态，才能迎接一个健康、快乐的宝宝"，这是这段时间我的警示标语。

常规产检要重视（17～20周）

到了第20周，我就按着跟医生预约好的时间去做常规产检了。

每月常规检查：体重、血压、血常规、尿常规、胎宝宝身长、胎宝宝估重、胎心音、超声波检查（B超）。

萌妈密语

常规检查的费用都不贵，B超检查相对贵一些，一般都是用彩超了，价格在120元左右。

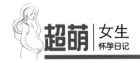

胎心音检查：小火车的声音

以前就听说过胎心音像小火车的声音，我还觉得不可思议，想象不出那是什么样的声音。在医生将胎心仪放到我腹部的那一刻，传出了令人激动不已的声音，奇怪的是，那声音真的跟小火车发出的声音一模一样呀，并且强壮有力甚至有些震撼的感觉。我当时想，此刻，有一个小生命在我的肚子里成长，多么神奇，多么奇妙呀，生命，如此灿烂而动人。

胎心音检查：胎心音检查即听胎宝宝的心跳，孕18～20周的时候，将胎心仪放在准妈妈的腹部可听到胎心音，呈双音，好似火车开动后发出的声音。正常胎心音每分钟120～160次，如果胎宝宝缺氧了，先会心跳加快，而后越来越慢，那样胎宝宝就是有危险了。

所以，在整个孕期，准妈妈如果能听到胎宝宝的正常胎心音，绝对是比吃了定心丸还让人安心。

超声波检查：第一次排畸检查

超声波检查：也就是B超检查，目的是仔细测量胎宝宝的头围、腹围、大腿骨长度及检视脊柱是否有先天性异常，还可以清晰地显示出胎宝宝的头颅、躯干、心、肺、肝、脾、胃、肾、膀胱等器官和四肢骨骼的情况，通过测量所得的数据，估计胎宝宝发育情况，还能确定胎位及胎盘位置，评价胎盘功能，选择分娩方式。

以上项目都检查完了，我跟医生说我胯骨疼的事，医生说就是缺钙了，给我开了一瓶钙尔奇，并且说按照用量要一直吃到哺乳期，不用停吃，也不会过量。她还说，即使没出现症状的准妈妈也应该补钙，所以，像我这已经出现症状了的准妈妈，就更不能忽视补钙了。我跟她说我吃了玛特纳（孕妇复合微量元素），她说那种微量元素都很均衡，平时用来保健可以，一旦发现哪项缺了就得单独再补。

羊膜穿刺——要了解

在等这次产检结果的时候我去取了上个月做的某些产检项目的结果。令我欣慰的是，结果都很正常，就连我最担忧的唐氏筛查也是低风险，看到结果的那一刻，有一种石头落地的感觉。

然而，跟我一起做产检的一位姐妹可就没有这么幸运了，她的唐氏筛查结果是高风险，于是她准备要做羊膜穿刺检查。因为她心里特别害怕，向医生提出了很多问题，医生也为她耐心全面地解释了羊膜穿刺检查到底是怎么回事，如何操作，以及注意事项和相关的风险。

我虽然不用做羊膜穿刺检查，但关于胎宝宝的一切检查我都非常好奇，于是在医生给她讲解的时候，我也坐在旁边认真地听着。

姐妹问：什么是羊膜穿刺？

医生答：就是在超音波导引之下，将一根细长针穿过准妈妈的腹壁和子宫壁，进入羊水腔，抽取一些羊水的过程。

萌妈密语

光是听到这个过程就够吓人的了，所以，很多姐妹冒着风险也不愿做羊膜穿刺手术。

姐妹问：都有哪些人需要做羊膜穿刺？

医生答：（1）高龄准妈妈。

（2）母血先天愚型综合征筛检结果概率高于1/270的准妈妈。

（3）曾生育先天性缺陷儿的准妈妈，尤其是生育过染色体异常婴儿的准妈妈。

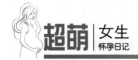

（4）本胎次有生先天愚型儿的可能的准妈妈。

（5）准妈妈或准爸爸有染色体构造上或数目上异常的。

（6）家族中有隐性遗传疾病的准妈妈。

萌妈密语

以上这些缺陷我都没有，如果有姐妹有其中一种，那就要格外重视羊膜穿刺这项检查了。

姐妹问：羊膜穿刺术具体怎么操作？

医生答：具有以上任意一种症状的准妈妈，要先做B超确定胎宝宝情况和胎盘位置，避免误伤胎盘和胎宝宝。

（1）选好进针点后，皮肤消毒，铺消毒巾，用带针心的腰穿针在选好的点处垂直扎进去；针穿过腹壁和子宫壁时有两次落空感，取出针心。（2）用2毫升注射器抽吸羊水2毫升，将羊水扔掉，因为此段羊水可能含母体细胞；再用20毫升空针抽吸羊水20毫升，分别装在2支消毒试管内，加盖。（3）取出针头，盖消毒纱布，压迫针眼部位2～3分钟，准妈妈卧床休息2小时；将取出的羊水离心5～10分钟，用清液做生化试验，沉渣做细胞培养或提取DNA。

完整的过程听下来感觉非常简单，可是如果要我亲自去做还是会怕怕的。

姐妹问：羊膜穿刺术的最佳时机是什么时候？

医生答：作为产前诊断，穿刺抽取羊水时间最好在妊娠16～24周。因为这时胎宝宝比较小，羊水相对较多，胎宝宝漂在羊水中，周围有较宽的羊水带，用针穿刺抽取羊水时，不会刺伤胎宝宝，抽取20毫升羊水，只占羊水总量的1/20～1/12，不会引起子宫腔骤然变小而流产，而且这个时期羊水中的活力细胞比例最大，细胞培养成活率高，有利于制片、染色，作胎宝宝染色体核型分析、染色体遗传病诊断和性别判定，也可用羊水细胞DNA做出基因病诊断、代谢病诊断。测定羊水中甲胎蛋白，还可诊断胎宝宝开放性神经管畸形等。

姐妹问：这个手术都能检查哪些胎宝宝疾病？

医生答：抽取羊水是要分析胎宝宝的染色体组成，其中最重要而常见的是唐氏症，还可以从羊水中DNA组成中检测出乙型海洋性贫血、血友病等，此外，也可以从定量羊水内的甲型胎宝宝蛋白检测出一些胎宝宝体表上的重大缺陷，如脊柱裂、脑膜膨出、脐膨出、腹壁裂开等。

姐妹问：抽完羊水后会不会因为羊水量减少而影响到胎宝宝健康？

医生答：羊水大多是来自胎宝宝的小便。怀孕中期时，羊水量至少都在250毫升以上。羊膜穿刺时，一般抽取20毫升左右的羊水，占整体羊水量不到8%，而且很快会得到补充，因此不需要担心上述的问题。

姐妹问：羊膜穿刺会不会很痛，需不需要打麻醉针？

医生答：羊膜穿刺所用的针虽然较长（大约10厘米）不过管径却很小，比一般抽血用的针还要细，而且准妈妈肚皮的神经分布较稀疏，所以对针扎的感觉较不敏感。一般而言，羊膜穿刺最多跟抽血一样，不会很痛的，所以不需要局部麻醉。

姐妹问：羊膜穿刺可能有哪些副作用？

医生答：有一小部分准妈妈可能会出现阴道出血、羊水溢出或子宫持续性收缩，这种比例约占2%，通常情况下不需要特别治疗，对于怀孕过程没有太大影响。与羊膜腔穿刺术有关的自发性流产，只占0.3%～0.5%，这个比例实在是很小，所以即使遇到一些状况也不需要特别担心，多咨询医

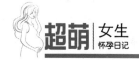

生就能让自己心安。

姐妹问：我在网上看到一些报道说，不需要经由羊膜穿刺，从母血检查也可以查出胎宝宝的染色体是否异常，是真的吗？

医生答：如果能直接利用母体血液检查胎宝宝的染色体异常是最好了，现在科学家也正在致力于这方面的研究，不过到目前为止，目标还没有达成，也就是说，一些私立医院所宣传的可以通过母体血液检查染色体纯属虚构的，正规的医院绝没有这项检查。

以上是我整理出来的那位姐妹和医生的对话。

我在心里庆幸，如果是我要经历那样的手术不知道又要有多少个夜晚悲催、煎熬了，我要感谢我的宝宝，她没有让我在这件事情上担心。不过我还要提醒一下各位姐妹，那位唐氏筛查风险高的姐妹是个34岁的高龄产妇，所以说，高龄生孩子就是麻烦多。

拿到了今天的产检结果后，一切正常。正在我打算回家去的时候，医生叫住了我，并且给了我一张条子，上面写着医院开办孕产课程的地址和时间，我已经错过孕早期的讲座了，她让我叫上老公一起去听孕中期和孕后期的讲座，并且说对我顺利生产是非常有用的。我欣然接受，打算周六带上老公一起去听听。

医院办的孕产课程——听听有好处

星期六一大早，我便拉着老公去人民医院办的孕产课程班了。到那以后，工作人员先让签个名，留个电话，给了个卖DHA的广告单，还要每人交5块钱的听课费。虽然觉得不应该交钱，但是毕竟5块钱也不贵。

走进大堂一看，讲座已经开始一会了，来的准妈妈和准爸爸还真不少，前排都已经坐满了，我们赶紧坐下来听课。回家之后，我将一些我认为比较有实用性的内容整理成了笔记：

孕中期四大异常现象要警惕

（1）皮肤瘙痒

关于这一条我亲身领教过了，在前面也有说到过，在这里就不细说了，用了医生给我的那些小方法已经得到了很好的缓解，虽然没有完全根治，但已经能忍受了。

（2）小腿抽筋

这就是缺钙的明显特征，大多数姐妹都会有抽筋的症状，我算是例外——胯骨疼，关于缺钙会有什么严重后果，我在前面也详细介绍过了，在此不再重复，只是重申一下，希望姐妹们能够引起重视。

（3）头晕

头晕是孕期常见的症状，症状轻的有一种头重脚轻的感觉，症状重的，走路晃晃悠悠，甚至会摔倒；更有甚者会眼前发黑，突然晕厥。孕期头晕要重视，因为这很有可能是由多种疾病引起的，例如：

①血压偏低、大脑缺血。

成因：怀孕的早、中期，由于胎盘的形成，血压都有一定程度的下降，因此流至大脑的血流量就会减少，造成脑血供应不足，使大脑缺血、缺氧，从而引起头晕。

注意事项：有此症状的准妈妈需注意自我保护，不要骑自行车，更不要开车，以免发生事故；一旦头晕发作，应立即坐下或平卧，以阻止头晕加剧；还要避免久站，久站也会引起大脑缺血缺氧。

②进食过少、血糖偏低。

成因：怀孕期间由于妊娠反应、恶心呕吐，进食少，使血糖偏低，导致乏力、头晕、冷汗、心悸等不适。

解决方法：血糖低的准妈妈对早餐的要求很高，不但要吃得多，质量也要好，同时还要随身携带一些糖类食品，一旦头晕发作时，立刻吃上一块糖，头晕就能够得以缓解。

③体位不妥、压迫血管。

成因：孕晚期由于子宫增大，仰卧或躺卧时，沉重的子宫压在其后面的下腔静脉上，造成下半身的血液不能返回心脏，继而导致了心脑血供减少，容易引起头晕、胸闷等不适。

解决方法：这类准妈妈只要避免仰卧或半躺的姿势，即可防止头晕发生。如一旦发生，应马上侧卧。

④贫血。

成因：贫血是引起准妈妈头晕的常见原因。

解决方法：平时准妈妈应摄入含铁丰富的食物，如动物血、猪肝、瘦肉、红枣、红豆等。严重者，需在医生指导下进行药物治疗。

⑤妊娠高血压综合征。

成因：前面已经说过，在此不再重复。

注意事项：如果准妈妈有头晕、头痛的症状，并且逐渐加剧，还出现抽搐、昏迷等症状，很有可能是妊娠高血压综合征的信号，一定要及时就医。

萌妈密语　　不管是这其中的哪一项头晕，头晕对于怀孕的姐妹都是一项隐形的杀手，因此，希望姐妹们认真做产检，争取在发生以上症状前就将一切可能引起头晕的火种灭掉。

（4）胎位不正

宝宝在子宫内的位置叫胎位。正常的胎位应该是"枕前位"：宝宝身体的纵轴与准妈妈的身体的纵轴平行，胎宝宝的头要在骨盆的入口处，呈俯屈的姿势，宝宝呈蜷缩状，下巴贴近胸部，四肢弯曲交叉在胸前，像个椭圆形的样子。

胎位异常的表现：①宝宝的臀部在骨盆入口处；②宝宝身体的纵轴与准妈妈的身体纵轴不是平行的，有较大的角度甚至是垂直的横位。

引起胎位不正的原因：引起胎位不正的原因有很多，其中最常见的有子宫发育不良、子宫畸形、骨盆狭小、羊水过多等，次之是胎宝宝畸形、盆腔肿瘤等因素。

胎位不正的解决办法：在怀孕28周以前，臀位大多数能自行转成头位，无须纠正，可到了怀孕28周以后就不得不纠正了。纠正的方法是：将膝胸呈卧位，早晚各做一次，每次15分钟左右，这样做的目的是使胎臀离开骨盆腔，有助于自然转正。如果这个方法实在纠正不了，那就需要运用手术助产了。

给大家讲一个发生在我表姐身上的故事：我表姐住在辽宁省一个小城镇上的，她怀孕的时候被医生查出胎位不正，医生让她进行膝胸卧位练习，我表姐是个比较懒也比较任性的人，家人也不太懂这方面的知识，因此都大意了，到生孩子的时候，他们也没有跟主治医师说这件事（那个时候的产检还没有现在这么严谨，很多人都不产检），于是生孩子的时候，孩子是一条腿先出来的，没办法医生又把腿给塞了回去，打算给我表姐剖腹产，可是，那年代小地方上的剖腹产还很少，她的家人思想又比较陈旧，包括她本人都不同意剖腹产，于是只能硬生了……

应该说，我表姐还算是幸运的，孩子总算是生出来了，可是，不但要了她半条命，孩子生下来就是一种休克状态，并且脸色发青。医生诊断

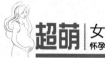

说，这孩子能活的可能性不大，即使活了也会是个弱智儿童，因为生的时间太长，孩子大脑缺氧严重。

孩子被抱回家，慢慢醒了，可是不会哭，也不吃不喝，家人很焦急。后来终于哭了，却又一直哭，哭过之后，又睡了一天一夜，睡着的时候，怎么弄都不醒，家人仍然充满了恐惧。再醒来时，孩子的姥姥给孩子喝水，孩子"咕咚咕咚"喝了一大瓶，全家高兴坏了，之后也能正常喝奶了。可是仍然时常会想起医生说的话，这孩子活着也会是弱智儿。

到孩子几个月时，家人总是拍手、喊话，用不同的方法来测试孩子的智力，一直到孩子会说话，一切表现得正常，家人才把一颗提着的心放了下来，如今我外甥已经20多岁了，不但长了1米83的身高，身体也非常健康。

萌妈密语　　应该说，我表姐这一出绝对是上帝的恩赐，万分之一几率中的幸运儿，我讲这个故事是想告诉姐妹们，你们可千万不要学我表姐，在医生要求你们做膝胸卧位的纠正方法时，一定不要怕辛苦，因为一般只要认真纠正，能纠正过来的机会还是很大的，毕竟还是比手术助产要少受罪多了。如果你也是生活在医疗不发达的小城镇上，就更要重视这个问题了。

胎教是一门学问

医生还讲了很多关于胎教的知识和方法，其中有情绪胎教、日记胎教、音乐、抚摸、对话等，我用手机将这些都录了下来，打算回家后细嚼慢咽的消化。

胎教要稳——不能激进

关于胎教，其实早就应该开始了，只是我经历了那么多烦心事所以没顾得上，听过课之后，我要加紧胎教了，要是宝宝以后比别人差了，我可能会内疚的，呵呵，没有那么严重啦，开个玩笑。

如果没听孕产课程，像我这样的急性子可能会这样给宝宝胎教：我可能会迫不及待地奔向书店，买回各种版本的准妈妈必读胎教知识，然后便按照书中阐述的理论及方法付诸实践；我可能还会穿梭于各个音像店，凡是带有"胎教"二字的CD统统听一遍；还会拉着老公去美术馆欣赏艺术作品，不是说准妈妈看到的美好的东西，胎宝宝都能感受到吗；再比如还可能会跟姐妹结伴去俱乐部做孕妇健美操，让胎宝宝感受韵律，伸伸懒腰……

然而，医生郑重声明，那样不叫"胎教"，叫"负累"，没过几天，胎宝宝没教好，准妈妈一准倒下了。

科学胎教——说法五花八门

首先要保证准妈妈每天摄入丰富的营养、得到充足的休息、感受到家人的爱，获得愉快的心情，在准妈妈的各项指标都具有良好状态的基础上，从怀孕4～5个月开始，准妈妈就可以对胎宝宝实施定期、定时的声音和触摸地刺激了，这样做不但能为胎宝宝出生后打下一个接受教育的好基础，还能促进开发宝宝未来的智力，可以说是一举两得的好事。

萌妈密语

在这里我必须要提醒姐妹们一下，有关专家提出：胎教并不是提前学习，不是给胎宝宝传授知识或提前教会他们什么技能，反而准妈妈的喜怒哀乐却能直接影响胎宝宝的性情，所以准妈妈千万不能让胎教成为负担，让自己身心都感到疲惫，这样，胎宝宝恐怕也只能感觉到疲惫了。

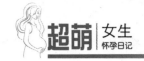

胎宝宝何时有感觉

胎宝宝从受精卵起生命实际就已经开始了，只是那时是个虫，后来变成了个人。

3个月的时候，胎宝宝有了触觉，当有人无意中碰到他时，他会做出相应的反应，随着孕期的增加，他的反应会越来越灵敏。

4个半月的时候，胎宝宝能分辨出甜和苦的味道（怪不得那时我一喝甜饮料，一吃甜西瓜，他就动得欢，原来是高兴呀）。

6个多月的时候，宝宝有了开闭眼睑的动作，并且这时候胎宝宝的听力已经发育地相当成熟，几乎与成人差不多了。

孕期最后几周的时候，胎宝宝的感觉器官已经发育得很成熟了，并且他还能很好地运用自己的这项本事。比如当一束光照在准妈妈的肚子上时，胎宝宝会睁开眼睛追溯光源，随着光源旋转自己的脸。这时胎宝宝所看见的是一片红红的光晕，就像用手电筒照手心时手背所呈现的光一样。

胎教重复记忆法

有的准妈妈觉得胎教方式要经常换才能引起胎宝宝的兴趣，在这里我要提醒各位姐妹，无论是什么胎教方法如果只做一次，是不会给胎宝宝留下任何印象的，因此每天换一种方法更是不可取，一段时间内重复同一种方法才能使胎宝宝加深印象，等胎宝宝印象深刻了，再换另一种方法。这就是"重复记忆法"。

音乐胎教不要过早

很多准妈妈在孕期都喜欢听音乐，一听说音乐胎教好，更是经常地听。然而，有些姐妹并不知道，孕期前6个月并不适合听音乐，因为6个月前胎宝宝的听觉系统还没有发育完善，不但不能进行音乐胎教，就算去噪音比较大的场合都要格外小心，因为噪音大了很可能会伤害到胎宝宝的听力。医学研究表明，胎宝宝在听到高于2000赫兹的声音时会躁动；因此音乐胎教的音量要适度，时间要适度，不要搞得准妈妈身心俱疲，还连累胎宝宝也不能好好休息，严重的可能会影响胎宝宝的发育。

不要夸大胎教的功能

"望子成龙，望女成凤"是中国父母的传统思想，他们把孩子的教育、学习看成是一个孩子一生中的大事，胎教在他们眼中被看成是孩子赢在起跑线上的唯一方法。据医学研究表明，方式得当，确实能帮助准妈妈孕育出一个"脑力"不同寻常的婴儿，但作为父母也不要对胎教的结果寄予太大的奢望，免得希望越大失望越大，因为胎教的真谛在于激发胎宝宝的潜力，至于出生后会发展成什么样子，要受多方因素的影响。如果把胎教理解为就是为了培育天才，或经过胎教的孩子都是天才，那就大错特错了。但也不能看到实施了胎教后的孩子资质平平就完全否定了胎教的作用。

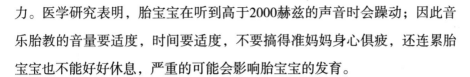

萌妈密语　　每一个孩子在父母的心目中都应该是唯一的天才，都是最棒的孩子。如果身为父母没有这样的认识，那首先证明你不是一个合格的父母。

了解了相关的胎教知识后，我便开始给自己制订胎教计划了。既然说音乐胎教要在6个月之后，那么我就先不做音乐胎教，先尝试做做抚摸胎教。抚摸胎教又分：来回抚摸法、触压拍打法、推动散步法、亲子游戏法。

每月一种胎教方法——抚摸胎教法

触摸胎教是希望准妈妈和准爸爸一起参加的，这是非常重要的，因为

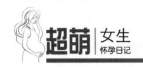
只有这样，才能让宝宝感受到迎接他的是一个充满了爱和温暖的世界。别看他还在肚子里，别看他还是一点点的一个小人，他绝对已经能够感觉到幸福了。

方法1：来回抚摸法

实施月份：怀孕3个月以后，可以进行这项来回抚摸的胎教方法。

具体做法：准妈妈用手从上至下、从左至右来回抚摸自己的腹部，在抚摸的时候尽量保持肚皮的松弛，这样效果才能更好。

注意事项：抚摸时动作要轻一些，时间也不宜过长。

我正在自己"实施"我的胎教计划的时候，老公忍不住靠过来，在我的肚子上摸了起来，摸了一会儿他说："宝宝怎么不给我反应呀？"说完，老公又用力摸了两下。

我立刻躲开了。

"别瞎摸，医生说了胎教抚摸动作要轻，宝宝不给你反应可能是你摸的力气重了，他没感觉到舒服，自然就不爱搭理你。"

"是吗？那我轻点，再摸一会儿。"

"今天别摸了，医生还说过，抚摸时间不宜过长，免得影响宝宝休息，耽误宝宝发育。"

"哦，那明天抚摸胎教的时候，你叫上我呗，让我做，你休息。"

"好吧。"

第二天的同一时间，我又开始了抚摸胎教，不过今天换另一种方法。

方法2：触压拍打法

实施月份：怀孕4个月以后，在抚摸的基础上可以进行轻轻地触压拍打胎教方法。

具体做法：准妈妈需要放松心情、放松腹部平卧在床上，用手在腹部从上至下、从左至右来回抚摸，并用手指轻轻按下再抬起，然后再轻轻地拍打几下，给胎宝宝以触觉的刺激。

萌妈密语

姐妹们，也许在你们努力地做了抚摸胎教之后，胎宝宝没有什么反应，但不要因此就灰心哦，一定要坚持长久地有规律地去做胎教，一般情况下，几个星期之后，胎宝宝就会有身体轻轻蠕动或者手脚转动等反应了。

注意事项：做胎教的时间一定要严谨，不能太随便。开始时每次5分钟，等胎宝宝有了反应后，每次可以增加到10分钟。在按压拍打胎宝宝时，动作一定要轻柔，准妈妈还应该随时注意胎宝宝的反应，如果胎宝宝做出用力挣扎或蹬腿的动作时，不但表明他不喜欢，也有可能代表他很不舒服了。

按着医生讲得方法，老公轻轻地按压抚摸，没想到，这一次，宝宝竟然给他反应了，他感觉到宝宝在动了，于是，一脸抑制不住的兴奋。宝宝越是动，他就越愿意抚摸按压。我在那躺着一动不动，他倒是和宝宝玩得不亦乐乎。过了一会儿，我就不让他弄了："今天就到这，宝宝还得休息呢。"

"是是是，我都抚摸累了，估计宝宝也累了，明天我继续胎教。"

"明天不用你了，我要自己胎教，不能把幸福的感觉都让你一个人体会了。"

方法3：亲子游戏法

实施月份：有了胎动就可以进行亲子游戏了，那是在怀孕5个月以后了。

具体做法：亲子游戏最好是父母和胎宝宝一起做，因为这是一个互动游戏，准妈妈或是准爸爸在实施了以上两种胎教方法后，会感觉到胎宝

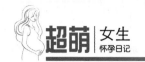
宝用小手或小脚给予的还击，这时准妈妈或准爸爸可以在被踢或被推的部位轻轻地拍两下，这样做的目的是为了引起胎宝宝的兴趣，胎宝宝可能会在里面再次还击，这时准妈妈或准爸爸可以将拍打的位子稍微往旁边移一下，距离不要移得太远，胎宝宝会很快向改变的位置再做还击，这样反复练习，便起到了胎教的作用，更增加了一家三口游戏的乐趣。

注意事项：这种亲子游戏一般都在晚上临睡前进行，因为胎宝宝比较喜欢在晚上活动，切记每次不要超过10分钟，以免引起胎宝宝过于兴奋，导致准妈妈久久都不能安然入睡。

关于注意事项这一点，在做胎教时我给忘了，我一摸他，他就动一下给我回应，我和老公都玩得不亦乐乎，竟然忘了时间，大概玩了二十多分钟。结果，到了夜里胎宝宝好像还没玩够似的，总是"咕噜咕噜"地动，一直动到凌晨2点多才停止，我也是2点钟才睡着的。

第二天早上我昏昏沉沉的，一起床我就对宝宝说："今晚妈妈不跟你玩了，你还是好好睡觉吧。"

老公听见后"咯咯"地偷笑，没想到宝宝好像听到了我说的话似的，竟然在那一刻又动了一下，好像是对我提出的要求进行答复，只是，我猜不出他是答应我的要求了，还是不答应我的要求呢。

方法4：推动散步法

实施月份：怀孕六七个月以后就可以增加一项触摸胎教法了。这项触摸胎教法也叫做推动散步法，因为那时准妈妈可以在腹部明显地触摸到胎宝宝的头、背和肢体了，可以在推动胎宝宝的时候不伤害到他。

具体做法：仍然是准妈妈放松身体平躺在床上，然后轻轻地来回抚摸、按压、拍打腹部，同时用手轻轻地推动胎宝宝，仿佛再帮助胎宝宝在子宫内"散散步、做做操"。

注意事项：特别提醒的是，此种胎教方法有一定的危险性，如果操作不当，有可能会造成腹部疼痛、子宫收缩，甚至引发早产。因此，想要做这项胎教的姐妹，一定要在医生的指导下进行。每次做5～10分钟就可以了，动作要轻柔、自然，用力均匀、适当，切忌粗暴。

萌妈密语

因为"推动散步法"是需要六七个月以后做的，并且还需要在医生的指导下进行，因此，我能免则免了。

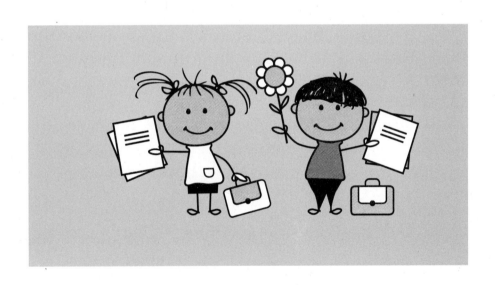

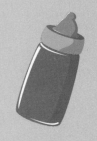

第八章

怀孕第六个月——麻烦

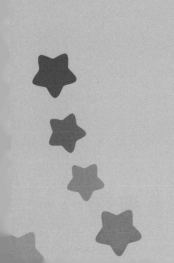

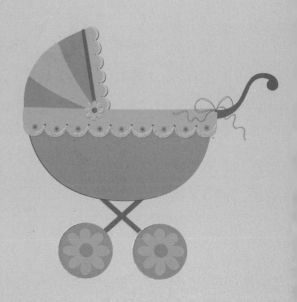

怀孕第21周——宝宝喜欢摸自己的脸蛋

怀孕第21周，胎宝宝会大量吞咽羊水来促进消化系统的发育，并且胎宝宝的肠胃还能从羊水中吸收到很多的水分。虽然胎宝宝的肾脏已经有了一些功能，但也只是能够处理一小部分液体，大部分废液还需要通过胎盘输送到准妈妈的血液中，然后再由准妈妈的肾脏排掉。随着大脑和神经末梢的发育，胎宝宝的各种感官正在一一完善，其中味蕾正开始在舌面上形成。

这一段时期，如果从B超检查中观察胎宝宝，你会发现胎宝宝会经常性地摸自己的脸蛋，或是拿着脐带玩耍。

本周胎宝宝标准参考值：顶臀长为17厘米左右，体重为300克左右，逐渐增加的体重将保证宝宝出生后体温能维持地很好。

准妈妈的身体变化——能摸到自己的子宫了

本周准妈妈可以尝试摸自己的子宫，位置在肚脐下方约1厘米处。产检时，医生由耻骨联合处开始测量子宫大小，长度在21厘米左右，准妈妈的体重增加4~6千克。

本周，几乎所有准妈妈的腰部都像是个圆桶了，不过爱美的准妈妈不用担心，当别人看到你时，不但不会笑话你的水桶腰，还会向你投去祝福又羡慕的目光，这时准妈妈就会感受到一种无与伦比的幸福，这种幸福是只有准妈妈才能体会到的。

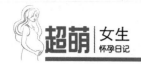
当然，幸福相伴的同时，准妈妈会觉得呼吸变得急促起来，特别是上楼的时候，上不了几个台阶就要歇一会儿，这是因为越长越大的子宫压迫到肺部了。随着子宫的增大，这种状况会越来越严重，但是准妈妈不必担心，注意适量运动，走路时小心保护好自己就行了，一般情况下没有什么危险。

我的身体变化——得了阴道炎

那几日总觉得下身有点痒，开始没当回事，每日都用清水洗，可是刚洗完不痒了，过半天就又开始痒了，我感觉不太对劲，于是去找那个保健医生看看。

保健医生给我检查后说是霉菌性阴道炎。我问保健医生我的个人卫生做得挺好为什么还会得阴道炎，保健医生给了我详细的解释，并且开了一些外用药。

孕期可能得的几种阴道炎

由于激素水平的改变，准妈妈的阴道环境也被改变，改变后的阴道环境更适合有害菌生存，于是有益菌就被欺负了，阴道炎就是这样形成的。未来胎宝宝的产道就是阴道，因此有很多的准妈妈为此事担忧，下面我给姐妹们详细介绍一下。

孕期有三种比较普遍的阴道炎。

滴虫性阴道炎

滴虫是一种极微小有鞭毛的原虫生物，肉眼无法看到，必须在显微镜下观察，它主要寄生于泌尿生殖系统。由于孕期阴道酸碱度改变，非常容易感染滴虫导致阴道炎。

病症表现：得了滴虫性阴道炎的姐妹白带会增多，并且白带呈黄绿色或灰黄色，还会有一股臭味。症状严重的外阴会瘙痒、灼热、甚至有疼痛感。如果没有及时治疗，炎症侵及尿道会出现尿频、尿急、尿痛甚至尿血等病症。

对孕期的影响：在孕前期的3个月之中，医生是不主张治疗的，因为孕前期三个月是胎儿敏感期，任何药物都有可能对胎儿造成伤害。之后，医生会根据轻重程度，对准妈妈进行安全用药。

日常生活中的注意事项：

（1）性生活传播是滴虫感染的直接途径。所以，准妈妈患有滴虫性阴道炎时，准爸爸也必须一起到医院进行检查，如果发现准爸爸也有滴虫感染，那就必须等两个人都治疗好了之后再同房，否则滴虫会一直交叉感染。同时，生活中，也要避免与家人共用毛巾、浴盆、坐厕（可以用一次性的马桶垫）等。

（2）每日对毛巾、内衣、内裤应进行煮沸消毒5～10分钟，这样既不需要用化学消毒液，又能很好地避免重复感染。

萌妈密语 姐妹们，事实上，滴虫在男性泌尿生殖系统寄生较多，但因为男性抵抗力较好不容易发病，不发病时也没有任何的不适感，所以就容易在不知情的情况下传染给女性，所以在准妈妈有阴道炎之后，一定要带准爸爸去检查，不能单凭准爸爸的感觉来断定他是否被感染了。

细菌性阴道炎

一般情况下，阴道中最主要的有益菌是乳酸杆菌，它能保护阴道的健康。然而，也有少量其他的厌氧菌和非厌氧菌，这类细菌平时在阴道里待着也算老实，不会产生危害，但是如果阴道内的酸碱环境发生改变，乳酸杆菌数量减少了，这类细菌就会增多并且开始在阴道里捣乱，造成细菌性阴道炎。

症状表现：得了细菌性阴道炎的姐妹白带会呈灰白色或灰黄色，状稀薄、有腥臭味，性交后腥臭味更加明显。

对孕期的影响：同样在孕期前3个月如果不严重就不需要治疗，但要积极观察，3个月后再治疗。平时可以用醋及酸性溶液定期冲洗阴道，可改善症状，有效控制病情。

日常生活中的注意事项：

除了保持卫生之外，饮食方面也要格外注意。

（1）忌辛辣食品。辛辣食品易生燥热，内脏热毒蕴结会使病情加重，辛辣食品包括：辣椒、姜、葱、蒜等。

（2）忌酒。酒能助长湿热，故应少饮。同样，含酒饮食如酒酿、药酒等都不宜饮用。

（3）忌海鲜发物。腥膻之品可助长湿热，不利于炎症的消退，如虾、桂鱼、黑鱼、带鱼、黄鱼、蟹等水产品。

（4）忌甜腻食物。甜腻食物也可助长湿热，故治疗期间不宜食用，如肥猪肉、牛油、羊油、奶油、糖果、甜点心、巧克力、奶油蛋糕等。

（5）注意饮食营养。多饮水，多吃菜，水果每天都要有，保持大便常通畅，就能快快治愈阴道炎。

霉菌性阴道炎

女性怀孕后性激素水平高，阴道环境湿润，给霉菌创造了一个非常适合生长的环境。孕期常见的几种生殖系统疾病中霉菌性阴道炎占首位。

病症表现：得了霉菌性阴道炎的姐妹白带会增多、状稠厚，并且呈白色豆腐渣状或凝乳样。外阴和阴道多发瘙痒、灼痛，如果感染到了尿路，排尿时会疼痛并伴有尿急、尿频等症。

对孕期的影响：同样在孕早期的3个月不需要治疗，医生会在孕3个月后酌情用药治疗。有的宝宝会在分娩时经过产道被少量念珠菌感染了眼睛和口腔，医生会及时对新生儿进行治疗，这个不必担心，不是大问题。

日常生活中的注意事项：

（1）霉菌跟别的细菌有所区别的是，它对干燥、紫外线以及化学制剂的抵抗力较强，也就是说，只是晒一晒或者用点消毒液不一定能把霉菌杀干净，但是它却非常怕高温，所以，最好每天将换下的内裤用60℃以上的热水浸泡或煮沸，这样就能万无一失了。

（2）性生活时一定要使用安全套，防止交叉感染、反复感染。跟滴虫阴道炎一样，姐妹们最好也带准爸爸到医院检查，两人同时治疗才能事半功倍。

我得的就是霉菌性阴道炎，虽然，我已经怀孕6个多月了，但医生还是不建议我吃药，她给我开了制霉菌素栓剂外用药，让我一天放一片到阴道里面，或者是用1∶10的醋兑水清洗外阴保持酸碱适度。

我有些郁闷，问医生为什么我整个孕期会遇到那么多事情，难道其他姐妹也一样吗？保健医生说，孕期体内环境改变了，人体内的细菌平衡被打乱了，准妈妈多多少少都会有点小毛病，面对孕期的一些小症状，不用太惊慌，也不要忽略，该看医生就看医生，如果不用治疗就多注意观察，等生完了孩子，一些小毛病就会自动消失，身体慢慢会恢复成原来的样子。

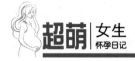

我的心情——自娱自乐

了解到准妈妈会得阴道炎，除了自身的原因外，准爸爸的卫生问题也有很大的关系，于是我趁机给老公上了一堂"道德课"。

老公规矩地坐在我的对面，我像一个领导在训话。

"在我怀孕期间，不方便的时候你有没有不安分呀？"

"绝对没有，我为你守身如玉，再说了，我找那麻烦干嘛，万一遇上一个痴情的抓住我不放，那我不惨了。"

"行了，别得瑟了。"

其实我只是逗逗他，如果对他连这份信任都没有，这么多年的夫妻也白做了。

"现在发生了严重案件，我得阴道炎了，我仔细想过，嫌疑人锁定在三个人身上。"

"啊？哪三个人？"老公一脸懵懂，也有点被吓着了。

"第一个人自然是××（老公的名字），第二个人自然是成成（老公的小名），第三个人是自然是哥哥（我对老公的爱称）。"

"哦！"老公喘了口粗气，"吓我一跳，我还以为有人威胁到我当爸爸的身份了呢。"

"少废话，坦白从宽、抗拒从严，你的个人卫生做好了吗？"

"做好了，那地方每天都洗。"

"真的每天都洗了吗？"

"真的？"

我一下揪住了他的耳朵，"再说一遍。"

"啊！偶尔有一次忘洗了。"

"就一次吗？"

"好像有过两次。"

"什么？"我加大了揪耳朵的力量。

"三次三次，绝对三次，绝对没有第四次，我也是非常爱干净的嘛。"

"医生说就是因为老公不讲卫生，我才得了阴道炎。"

"不是吧……好吧，老婆，我保证以后每天晚上不吃饭、不睡觉，也不会忘记洗那个重要的地方。"

"行，这次就算原谅你了。"

"太谢谢你了，老婆，我现在就去洗。"

我得意地笑了，不管是不是他的责任，借着机会给他敲个警钟也没错。

男人呀就像小孩子，再好的男人也要时常敲打敲打，这样他们才会觉得有人在乎他们，呵呵，这是我的"驭夫之道"。

怀孕第22周——宝宝有指甲了

怀孕第22周，胎宝宝的脑部开始迅速生长，尤其是负责产生脑细胞的生发基质；胎宝宝的皮肤比从前更加红润了，并且还有了汗腺，手指上也长出软软的指甲。如果是男宝宝，他的睾丸将从骨盆降到阴囊内，原始精子已经形成；如果是女宝宝，阴道开始呈现中空的形状了。

本周开始胎宝宝睡眠的时间变短，清醒的时间变长了，当他清醒时，会很清楚地听到外面的声音。如果他在睡觉，准妈妈轻轻敲敲肚皮，就会

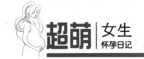
将他吵醒。

本周胎宝宝标准参考值：顶臀长为19厘米，体重为350克。

准妈妈的身体变化——挺起肚子走路

本周准妈妈的子宫上升到肚脐上2厘米了，子宫底高度在22厘米左右。因为肚子越来越大，准妈妈的身体重心发生了变化，为了保持平衡，准妈妈需要挺起肚子走路。准妈妈此时就不要勉强自己动作敏捷了，否则很容易发生意外，一定要小心翼翼量力而行。

个别营养摄入不均衡的准妈妈，大约在这个时期开始出现贫血症状。贫血严重时，准妈妈会感到乏力、头晕、心慌等，这时应该及时治疗。

我的身体变化——说贫血就贫血了

阴道炎基本算是好了，我又感觉有点头晕了。开始也是没当回事，可是有一次，走着走着竟然站立不住了，当然，过了一小会儿就好了。但这次头晕引起了我的重视，于是，我直接去找我的产检医生，医生给我抽了血，结果显示贫血了。我不明白，我在孕期饮食还算是均衡的，营养也不错，怎么还能贫血呢？医生解释说，是我肠胃吸收不好，因此吃了营养的东西也没有都吸收。我又问她贫血会引发什么样的后果，医生给我做了详细的解释。

孕期贫血

头晕只是孕期贫血症状中的一种，除了贫血，准妈妈还容易出现疲劳、失眠、精神不能集中、头痛、眼花、浮肿等现象；在活动量稍大或上楼梯时会出现心跳加速（心肌缺血）、呼吸困难等症状。

为什么孕期容易贫血

女人在怀孕以后，血容量会逐渐增加，胎盘和胎宝宝的发育也需要增加血液量，因此铁的需求量达到孕前的2倍。女人平时月经失血已导致体内铁贮存不多，怀孕后又因为胃酸减少影响食物中铁的吸收，因此准妈妈很容易患上缺铁性贫血。

孕期贫血会造成什么后果

准妈妈患轻度贫血时，胎宝宝受到的影响不大，因为铁通过胎盘的转运是单向性的，只要胎宝宝吸收到了母体中的铁，就不会再被母体吸收回去，因此，即使母体极度缺铁，胎宝宝缺铁的程度也不会太严重。

准妈妈患重度贫血时就需要高度重视了，因为这种现象不但可能引起贫血性心脏病，还会直接危害胎宝宝的健康，如胎宝宝发育迟缓、早产、死胎，新生儿体重过轻、贫血等。

分娩时，如果准妈妈贫血严重，会导致胎宝宝没有耐受能力，尤其是不耐受子宫收缩所造成的缺氧状态，继而引发胎宝宝在子宫内窒息；母体还可能会发生宫缩乏力、产程延长、产后大出血等多种异常情况；在产褥期贫血的准妈妈比正常的准妈妈抵抗力差，易感冒、发生尿道感染等。

如何防治孕期贫血

（1）孕前储备铁

怀孕前应该积极治疗失血过多的疾病，如痔疮、钩虫病、月经量过多等，以增加铁的储备。

（2）含铁食物要多吃

红小豆、红衣花生米、红枣、枸杞子按等量比例混合，被称为"四红"，是民间补血良方。将这四种食物用红糖调味后，在砂锅中一起炖烂，每天早上空腹趁热吃一小碗，便能起到很好的作用。

另外，东阿阿胶与核桃、黑芝麻、红枣做成的固元膏，也是非常适合贫血准妈妈的保健食品。每天吃一勺，日日见功效。

医生说以上这些方法是需要平时多饮用的，像我这样已经发生比较严重的贫血症了，除了食补以外，还得吃点补铁的药才能见效快。医生给我开的是右旋糖酐铁片。我吃了两个星期的药后，再一抽血，就显示不贫血了，还真是见效很快呀。停药之后，我经常吃补血"四红"，以保证以后都不贫血。

我的心情变化——阴晴圆缺

这一周我的心情随着身体的变化而变化，贫血、头晕时，我就心情郁闷，想发火，但是我尽量忍着，再说发火也是需要力气的，那时我才真正体会到什么叫做力不从心，连发火都力不从心了。

不过随着我的检查结果趋于正常，我的心情就又轻松愉快了，呵呵！不要说我太感性，因为每一位准妈妈在孕期都会有或多或少的近乎不正常的情绪化！

怀孕第23周——宝宝有牙蕾了

怀孕第23周，胎宝宝的皮肤很薄，几乎没有皮下脂肪，而且还红红的，皱巴巴的（皱褶是给皮下脂肪的生长留的余地），全身覆盖着一层细细的小茸毛，样子看起来像个小老头，但身体的比例已经比较匀称了；胎宝宝的胰腺及激素的分泌也在稳定的发育中；胎宝宝的嘴唇、眉毛和眼睫毛已经各就各位了，并且在B超下清晰可见，视网膜也已经形成了，并具备了微弱的视觉；胎宝宝的牙蕾也开始发育了，为此准妈妈此时要多补钙，为宝宝将来能长出一口好牙打下基础。

本周胎宝宝标准参考值：身长20厘米左右，体重450克左右。

准妈妈的身体变化——肚子圆滚滚

本周准妈妈的子宫已经扩展到脐上3.8厘米左右的位置。腹部的变化虽然是非常缓慢的，但此时准妈妈的体型已经完全是圆滚滚的了。

这一时期，准妈妈的体重将稳定增加，大约每周会增长250克左右，胎动次数也会有所增加。在医院做产检时，准妈妈在仪器的帮助下，能够听到胎宝宝十分有力的心跳声，这会是一种非常奇妙的体验。我听的时候心情也是无比地激动！

我的身体——没什么变化

我除了跟其他的准妈妈一样肚子变得圆滚滚的之外，这周没有什么异常的变化。

我的心情——胎教牵动我的心

没有病症的时候，我的脑子也不会处在完全休息的状态，天天牵挂着胎教的事，尝试适合自己的胎教方法，要跟宝宝一起开开心心。

每月一种胎教方法——音乐胎教法

上个月做的是抚摸胎教，现在每天定时进行一段时间的抚摸胎教后，我也开始慢慢地做一些音乐胎教。

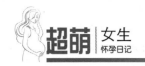

悦耳的音乐，能使人消除忧郁，解除烦恼，安然入睡；消极的音乐能让人产生悲伤、忧郁、暴力等不同的情绪。

那么关于音乐胎教，我们要怎么选择呢？

胎教音乐的选择

首先，不要选择那些声音嘈杂、节奏太快的音乐，那样的音乐有可能会使本就情绪不好的准妈妈变得更加烦躁，胎宝宝也会觉得很吵。准妈妈应该选择那些安静、悠扬、柔情并有利于退想的曲目。

除了上面的音乐推荐之外，准妈妈还可以去大自然中寻找音乐。

大自然的声音最美

每天清晨一觉醒来，先感受大自然带来的声音，如风声、鸟叫声或者是雨点掉下来的声音，这些来自大自然的声音都会让准妈妈的心情变得轻松、安逸。

唱歌给胎宝宝听

据说，俄罗斯就鼓励准妈妈大声唱歌，歌声不仅仅能平复心中的焦虑，而且对胎宝宝来说也是很好的胎教。

准妈妈低声哼唱旋律优美的歌曲，一边哼唱，一边想象着自己腹中的胎宝宝正在倾听的样子，偶尔胎宝宝可能还会给出一个反应的动作，那是一种多么幸福的交流呀。

朗诵美妙的诗词

选几首意境优美的诗词或是童话朗诵给胎宝宝听，在朗诵的时候配上音乐，创造出一种优美流畅和谐的感觉，给准妈妈和胎宝宝带来一种宁静安逸的享受。

怀孕第24周——宝宝的听力完全形成

怀孕第24周，胎宝宝的听力已经完全形成，此刻已经能分辨出很多声音了，如准妈妈的心跳音和肠胃蠕动的声音等。对于一些大的噪声胎宝宝会产生烦躁的情绪，如吸尘器的声音、音响的声音、电钻声等。只是在此时，胎宝宝所听到的声音还是有些失真的。

本周胎宝宝除了听力有所进步之外，呼吸系统的发育也有了很大的飞跃，肺内的细胞开始分泌出一种表面活性物质，这种物质可以防止肺泡相互黏结，同时也能促进肺泡在分娩时扩张。此外，胎宝宝也是非常地努力，他不断地吞咽羊水来练习呼吸能力，促使肺部发育得到进一步的完善。

萌妈密语　　本周可以说是孕期的一个里程碑，因为如果这时的宝宝意外早产了，在精心的医疗护理下也能存活下来了。

本周胎宝宝标准参考值：身长22厘米左右，体重600克左右。

准妈妈的身体变化——出现了初乳

本周准妈妈的宫高约24厘米，子宫底位于肚脐上约3横指的位置，增大的子宫经常会压迫到膀胱，导致准妈妈时常尿频、尿急，但是只要不疼

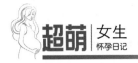

痛，仍然无须治疗。

还有一些准妈妈在此刻会分泌出少量的初乳，此时就有初乳的准妈妈为日后母乳喂养打下了一个好基础。

我的身体变化——挤了半天也没有初乳

医生说现在有初乳就为日后母乳喂养打下了好基础，于是我也自己挤了挤乳房，可是什么也没挤出来，并且还很疼，呜呜……

我的心情变化——意外惊喜

有一天偶然发现我的乳头有点凹，于是问闺蜜她以前有没有这样的情况。她建议我买一个乳头纠正器，于是，我花10元钱买了一个最便宜又易操作的乳头纠正器，就是在乳头上吸一下，没想到对于纠正乳头没起到什么作用，初乳倒被吸出来了，是一种有点像浑水的液体，基本谈不上是乳。我有一种说不出来的激动，不过最多的还是喜悦：以后宝宝有饭吃了，可以省下不少奶粉钱呢。

常规产检要重视（21～24周）

每月常规检查：体重、血压、血常规、尿常规、胎宝宝身长、胎宝宝估重、胎心音，这周要增加一项血糖筛查。

血糖筛查：是妊娠糖尿病的筛查。如果准妈妈有妊娠糖尿病，在治疗上，要首先采取饮食调整，如果调整饮食后还不能将餐后血糖控制在正常范围内，那就需要通过注射胰岛素来控制了。孕期准妈妈不能口服降血糖的药物，因为可能造成胎宝宝畸形。大部分的血糖筛查都是在孕期第24周做。

　　血糖抽血筛查需要4次。如果血糖很高则先测空腹血糖。有两种情况：如果空腹血糖很高≥5.8毫摩尔/升，可诊断为妊娠期糖尿病；如果所查的空腹血糖＜5.8毫摩尔/升，那就再进一步进行75克葡萄耐量实验检查。

萌妈密语

　　如果都没事，准妈妈们就可以放心了。还要提醒姐妹们一件事，在抽血当天一定多带点吃的，如饼干、面包、水、糖、巧克力什么的，在抽完血之后立刻补充能量，以免饿晕了。

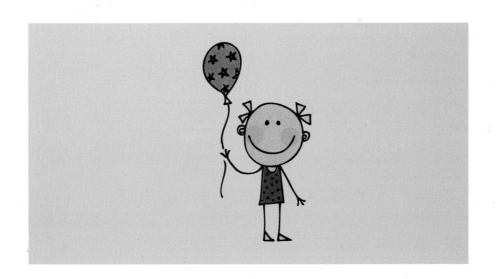

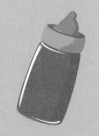

第九章

怀孕第七个月——惊魂

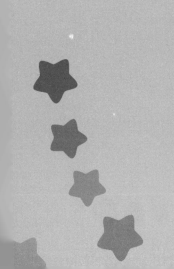
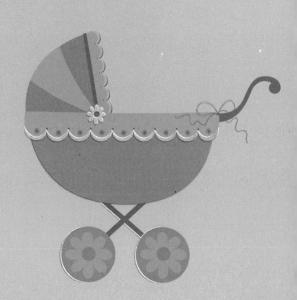

怀孕第25周——宝宝能睁开眼睛了

怀孕第25周，胎宝宝已经大到几乎充满了整个子宫。胎宝宝的味蕾正在形成，从B超检查中可以看到胎宝宝的嘴巴时常一张一合，还经常"呷吧"羊水的味道，偶尔也会伸出舌头去舔胎盘。

有的胎宝宝会在这一周第一次睁开眼睛，可惜妈妈的肚子里是一片灰色的混沌，他什么也看不到，所以这时的胎宝宝即使会睁眼，也经常把眼睛闭起来，也许他觉得根本没有必要让自己的眼睛那么累。但是胎宝宝的视觉神经已经能区分明亮和昏暗了，他不但能分辨白天和晚上，如果准妈妈晒太阳，他还会把眼睛闭得紧紧的，如果准妈妈用手电筒照自己的肚皮，他也会对亮光做出反应。

另外，胎宝宝在此时还在继续练习呼吸，肺部将越长越结实。

本周胎宝宝标准参考值：身长24厘米左右，体重700克左右。

准妈妈的身体变化——子宫已经足球般大

本周准妈妈的子宫又有了不少的变化，从侧面看，肚子大得更明显了，似乎像一个足球。这个时候从耻骨联合到子宫底的长度在25厘米左右。

本周除了子宫远远高于肚脐之外，腹部两侧也开始增大，医生在做产检的时候会经常测量你的腰围或侧围。

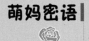
萌妈密语

有许多准妈妈在怀孕时腹部两侧增大明显或者主要是下腹部突出，这将使她看上去与腹部向前突出的标准孕妇形象不大一样。其实，这个无须担心，这只是准妈妈间的差异罢了。

我的身体变化——排畸检查出了问题

在孕第25~28周的时候有一项特殊的产检叫做B超排畸检查，这项检查非常重要，但是这项检查跟一般的常规检查不是在同一天做的，因为人太多，所以需要提前预约。

排畸检查：顾名思义就是排除畸形胎宝宝的检查。通常来说，做这项检查时最好不要超过28周。

排畸检查注意事项

为了使胎宝宝的胎位达到最佳位置，可以在做B超检查前多动动，把胎宝宝的所有良好状态都展现给B超医生看，避免胎宝宝的某些器官因为胎位关系而看不清晰或是看不到，那样的话，就需要准妈妈反复重新做检查，如果状态一直不好，还容易误诊。

萌妈密语

跟姐妹们讲一下我的经验，在做B超排畸检查时可以多喝一些糖分高的饮料，宝宝喜欢甜的，准妈妈喝了甜水，大多数宝宝就会高兴得在妈妈的肚子里活跃起来，有利于排畸检查的准确性。

全面系统地排查胎宝宝是否有畸形是B超排畸检查的最终目的。医生会对胎宝宝的很多器官进行详细检查，其中头颈检查包括：脑室、脉络丛、透明中隔；胸廓检查包括：心脏的空四腔室图；腹部检查包括：肠胃、肾、膀胱、脐带与腹壁连接处；还有脊椎和四肢等。另外，医生还会在B超下仔细测量胎宝宝的头围、腹围，检视大腿长度及脊柱是否有先天性异常。

我躺在B超床上，B超医生一边给我做B超一边给她的亲爱的打电话，我当时满腹不满：这医生怎么能这样，不专心给我做B超检查呢，还打电话，万一把我的结果查错了可怎么办，当时真想说：嗨，能先给我做完再打电话吗？

虽然心里有很多怨气，但我还是没敢说出心里的话，万一这位医生小心眼，一生气给咱查出个胎宝宝异常可怎么办呀，还是忍了吧。另外，还有一点让我不解的是：缴费单上的两项收费——胎儿彩超检查120元，胎儿心脏彩超80元，为什么把一项检查分为两个名称写呢？

过了好一会儿，医生的电话终于打完了，对我说："你起来溜达溜达吧，现在看不见胎宝宝的心脏，他是脸朝里的。"我只好起来了，医生告诉我去喝点甜水。还别说，喝完了甜饮料后，宝宝真的很喜欢动。

又过了好一会儿，我又被叫到B超台子上，这次医生说看到胎宝宝的心脏了，心脏没有问题。可是，突然，医生在一个地方停留了一下，说了一句："脐带有点不对劲？"医生认真地看着B超屏幕，我非常紧张地问了一句："脐带有什么问题？"医生没有理我，可能是还没看清楚，嫌我多嘴了。就在医生聚精会神地看着B超屏幕上的显示结果时，她的手机又响了，她又一边打电话，一边给我做检查。我正要郁闷的时候，医生让我起来了，说检查都做完了，没什么事了。

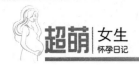
　　我深吸了一口气，放松了下来，我想我之前先兆流产的经历已经够曲折了，应该不会再出现其他更严重的问题了。

　　没想到晚上我接到了一通电话，竟然是给我做排畸检查的那位医生打来的，要我第二天再去做一次B超检查，她今天忘记了一件事。我问忘记了什么，她没有解释，只是要求我一定要再去做一次，还为今天她工作的失误向我道了歉。

　　我真的很生气，这位医生工作也太不认真了，大家都知道B超做多了对胎宝宝不好，而我还要让宝宝再经历一次这样的风险。不过转念一想，幸亏她打电话来告诉我了，要不然万一宝宝有个三长两短不是更麻烦。

　　第二天来给我做B超检查的是一位年纪比较大的医生，这位年纪大的B超医生只看了一小会儿就说："是单脐动脉。"旁边的医生问："能确定吗？"年纪大的医生回答："能确定，就这样写吧。"

　　他们在说这话的时候好像很严肃，因此，我很紧张，"医生该不会是我的宝宝出问题了吧。"

　　老医生走了，之前给我检查的医生说："目前从B超里没有发现宝宝有什么问题。"

　　"那单脐动脉是什么意思？"

　　"关于这个问题，你去问你的产检医师吧。"

　　"很严重吗医生，我很害怕。"

　　那位医生很认真地跟我说："我只能说，现在没从B超的检查结果里发现胎宝宝有什么异常，就怕有些异常是B超里显示不出来的。"

　　"啊！"一听她说这话，我更加害怕了。

　　医生见我脸色都变了，又说："你也不用太过担心，也有很多单脐动脉宝宝生出来后是很健康的，具体的你去问你的产检医生吧，她能给你详细解释。"

拿到这个B超单的结果，我立刻挂了专家号，我预感到单脐动脉是很严重的问题，毕竟是在排畸检查中发现的呀。

挂专家号的最大好处就是不用等那么多人排队，只等了一小会儿就轮到我了。

医生看到我的B超结果后说："你不用太担心，目前没有显示胎宝宝有什么问题，那就继续观察。"

"医生你能给我解释一下什么叫做单脐动脉吗？"

医生点点头。

惊惶下的镇定——了解单脐动脉

什么是单脐动脉

正常情况下，胎宝宝的脐带血管有两条脐动脉，一条脐静脉。而只有一条脐动脉，一条脐静脉的叫做单脐动脉。这种现象在动物中频发，在人类中相对比较少见，医学界尚未完全研究出其发生机理，临床意义也尚在研究中。目前医学对单脐动脉的认识是：单脐动脉是胎宝宝异常发育的标记之一，但只有单脐动脉而不伴有其他结构异常的胎宝宝不应作为产前胎宝宝染色体检查的指征，可也不能完全忽视，应视为"高危"妊娠，要进行严密的产科评估和观察，因为这些胎宝宝有早产、体重过轻的危险。

我越听越觉得害怕，总感觉我的宝宝一定有问题似的，我必须要把有关单脐动脉的问题都弄清楚才行。

"单脐动脉的胎宝宝为什么会体重轻？我的宝宝现在体重还超重一星期呢？"

"那你就不用担心，体重轻是因为别人家的胎宝宝都是有两条动脉输送氧分，你的胎宝宝是一条动脉输送氧分，因此容易产生营养不良的问题，不过，既然你的宝宝没有体重过轻就说明他的吸收很好，只要你平时注意营养，把胎宝宝的体重保持住就可以了。"

我点点头，心很乱，听医生讲话时，脑子也有点走神了。

"单脐动脉都会引起哪些病症？"

由于单脐动脉干扰了胚胎发育过程中的血液供应，因此有可能引起胎宝宝心血管系统、中枢神经系统、胃肠道、骨骼系统、泌尿生殖系统和胎宝宝肢体的发育异常。

"单脐动脉致畸的概率是多少？"

医生犹豫了一下说："国外报道的畸形率为25%～30%，国内报告为16.7%，有些畸形在出生后随访中才显现的。"

"天哪，概率竟然这么高？那我的宝宝完了，肯定是畸形了。"

我一下子就挺不住了，仿佛已经给宝宝判了死刑一样，当场就不自觉地流下了眼泪。

医生立刻安慰我说："你也不用那么悲观，我这里接收过好几个单脐动脉的宝宝，生出来后都很健康，有的现在都六七岁了，也没发现什么异常，你的宝宝在B超显示下没有异常，那就应该没事，我下月再给你约一次B超排畸检查，你要比别人多做几次B超，只要B超检查没事，就应该没有大问题。"

"能保证没问题吗医生？"我满怀期待。

"医学上没有绝对的保证。"

我失落地低下了头，"我需要把孩子打掉吗？"

"在B超没显示有问题之前，医院不会建议你打掉的。"

"那你觉得我应不应该打掉呢？"

"我刚才已经说了，B超显示没有问题，干嘛要打掉呀。"

"那如果是B超没显示出来呢，要是生出来之后有问题怎么办？"

"那没人能给你保证，就算B超显示没有单脐动脉，就算各项检查都正常，还有出生后发现异常的呢，有的生出来时也没发现问题，过两年后却出现了遗传病，你现在最重要是保证心态平和，别着急将来有的没的？"

听了医生这番话，我的心才稍稍放松了一下，B超检查完全没有问题的也不一定就是没问题，既然这样，那我就把心先放到肚子里待一会儿，尽人事听天命吧。

可是，我就知道，我的心只能在肚子里待上一会儿，刚走出医院，它就从肚子里跑到了嗓子眼儿处，仿佛要从腹腔里跳出来。我忐忑不安地找到了我的保健医生，想从她那里得到些安慰。

保健医生又跟我聊了一些产检医生没有跟我说的情况，或许产检医生是怕我害怕，没敢跟我说。

单脐动脉就是脐带畸形

单脐动脉本身就是畸形，也是一种染色体异常的表现，不过医学上也没有搞清楚单脐动脉产生的原因，也不知道为什么有一部分准妈妈能生出健康的孩子，有一部分却生不出健康的孩子，所以，结果还是未知数，只能谨慎观察，发现有什么异常再采取措施。

一听她提到"畸形"这两个字，我的心就突突地跳了。

"医生，我的心很慌、很害怕，我该怎么办呢。"

"你也不要太慌了，对胎宝宝不好，说不定你的小孩什么问题都没有，正在里面休息呢。"

"那我平时要注意些什么呢？"

"单脐动脉的胎宝宝，就如同长在悬崖上的小草，自然有一些会枯干，而有一些则会坚强地生长起来，那样的小草的生命力会更加的顽强。你的宝宝现在生长得很好，B超显示下还大一周，所以你不要因为过于担心，反而影响了本来没有问题的宝宝。我知道有两个单脐动脉QQ群，你可以去那里面跟姐妹们交流交流，也许了解得多一些就不会那么害怕了，那两个QQ群的号是67050982、73880431。"

"谢谢医生，你真是太好了，能了解一下别人都是怎么应对的，对我来说很重要。"

单脐动脉宝宝——准妈妈一定要当心！

回到家之后，我赶紧加了这两个QQ群，当时刚刚好群里还有一个空位。每个群500人，两个群就有1000人，这就说明1000个姐妹怀的都是单脐动脉宝宝，看到这么多姐妹跟我同病相怜，顿时感觉这个群非常亲切。我急不可待地在群里发问。

我：姐妹们，我刚发现自己怀的是单脐动脉宝宝，谁能跟我聊聊吗？我好担心，好害怕呀。

群里的姐妹都很热情。

杭州姗：没关系，这里的人怀的都是单脐动脉宝宝，有很多人都生出健康的宝宝了。

广州盈盈：嗯，不用太担心了，我怀孕8个月了，每次产检都说宝宝没有问题。

汕头新月：开始我也跟你一样好担心，现在已经有点习惯了，听医生说，只要B超排畸检查没有问题，就是没有问题了，现在的医学水平一般的异常情况都能看出来的。

我：是吗，那真是太好了，听你们这样说，我也放心多了，我的B超结果显示没有问题。

汕头新月：那就安心养胎吧，我们的宝宝正在努力的吸收养分，已经很不容易了，我们一定要保持一个良好的心态给他一个好的生长环境。

我：你说得对，我不但要给宝宝制造一个好的环境，还要给宝宝充足的营养，不过我宝宝现在还大一周呢。

汕头新月：大一周不算大，我们这种单脐动脉的宝宝一定要格外注意营养，哪怕孩子长成巨大儿也不用担心，大不了就剖腹产，可是如果孩子小了很有可能会出问题。

我：那我们这种单脐动脉还能顺产吗？

汕头新月：我也是在群里听说的，大城市的医院都是要求尽量顺产，我们小城市这边的医院只要一听说是单脐动脉医生就建议剖，因为单脐动脉在顺产过程中是容易缺氧的。

广州盈盈：我也决定剖腹产了，因为我有个姐妹自己生的，生孩子时都疼昏过去了，我可承受不了那么疼，还是直接剖了省事。

之前产检时，医生总是引导我要自己顺产，说了很多顺产的好处，从来不说顺产有什么弊端，因此，当时我是下定了决心要顺产的，可是听完姐妹们的话后，我也担心了，一方面是担心孩子在顺产中会有危险，另一方面我也害怕疼。

我：我也想剖腹产，不知道医生会不会同意。

广州盈盈：你要是强烈要求可能也会给你剖。

我：到时候试试看吧。对了，你们现在都怎么补营养啊？

汕头新月：海鱼的营养价值很高，又不像肉吃多了太腻不好消化。

我：嗯，我家冰箱里有带鱼，那我今天晚上就让我妈妈给我做带鱼。

汕头新月：带鱼挺好，一般人都适合吃，连久病体虚的人也适合，血

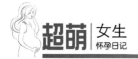

虚头晕、气短乏力、食少羸弱、营养不良的人吃了都有好处；除了这些，带鱼还能美容呢，能改善皮肤干燥的问题。

我：是吗？那带鱼什么人都能吃呀？

广州盈盈：那就不对了，带鱼属于发物，有疥疮、湿疹等皮肤病或皮肤过敏的人就不能吃；有癌症和红斑性狼疮的人，有痈疖疔毒和淋巴结核、支气管哮喘的人也不能吃。而且吃带鱼的时候还要注意食物相克，带鱼忌用牛油、羊油煎炸；不能和甘草、荆芥同食，否则会中毒的。

我：除了带鱼，还有什么鱼对准妈妈和胎宝宝好呀？

广州盈盈：除了带鱼，还有好多鱼适合准妈妈吃，可以经常吃，比如……

适合准妈妈吃的鱼

（1）墨鱼

墨鱼有滋养肝肾、补气血、清胃去热等功效，还有养血、明目、通经、安胎、利产、止血、催乳等功效，是准妈妈孕期和产后的上选食物。

（2）鲤鱼

鲤鱼有健脾开胃、利尿消肿、止咳平喘、清热解毒等功效。同时，对于准妈妈来说还有安胎、通乳的功效。

（3）青鱼

青鱼有补气养胃、化湿利水、祛风除烦等功效，并且其所含锌、硒、等微量元素丰富，有助于抗癌。

（4）黑鱼

黑鱼有补脾利水，去瘀生新、清热祛风、补肝肾等功效。黑鱼与生姜红枣煮食对治疗肺结核有辅助作用；黑鱼与红糖炖服可治肾炎。另外，清蒸黑鱼有催乳、补血的作用。

（5）鲢鱼

鲢鱼有温中益气、暖胃、润肤等功效，是温中、补气和养生的良品。

（6）鲫鱼

鲫鱼有益气健脾，利水消肿、清热解毒、通络下乳等功效。腹水患者用鲜鲫鱼与赤小豆共煮汤服食有疗效；用鲜活鲫鱼与猪蹄同炖，汤料同食，可以治疗产后少乳；鲫鱼油有利于心血管功能，还可以降低血液黏稠度，促进血液循环。

萌妈密语

民间有一种鱼炖豆腐的吃法。两种高蛋白食物的氨基酸得以互补；鱼中含有维生素AD，豆腐含钙量高，钙遇到维生素AD更容易被人体吸收，因此，这样的搭配将会把营养充分地发挥出来。特别提醒的是：准妈妈吃鱼的时候，不要吃鱼油，因为鱼油会影响凝血机能，准妈妈吃多了可能会增加出血概率。

我：你说了这么多好吃的鱼，那准妈妈有没有不能吃的鱼？

广州盈盈：当然有了。

准妈妈不能吃的鱼

准妈妈不可以吃鲨鱼、鲭鱼、旗鱼及方头鱼。因为这些鱼的汞含量比较高，汞进入准妈妈体内之后，容易毁坏胎宝宝的中枢神经。另外，罐装的金枪鱼、咸鱼、熏鱼，鱼干、鱼胆，死的甲鱼、鳝鱼等准妈妈都不能吃，这些鱼中有对胎宝宝不利的有害物质。

我：吃个鱼还这么多讲究，我算是长了见识了。

广州盈盈：因为我很喜欢吃鱼，又住在海边，所以对鱼很有研究，要

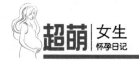
是有关于鱼的问题可以随时问我。

我：好的，谢谢。

广州盈盈：什么都别想，好好养胎，但愿我们大家都能生个健康的宝宝。

跟姐妹们聊聊天心情好多了，一时间已经忘记了单脐动脉的事。

再次惊魂——单脐动脉确实很可怕

吃着老妈做的红烧带鱼，感觉挺美挺幸福。吃过午饭，我就去睡午觉了，正睡得迷糊的时候，听见我的QQ有敲门的声音，开始我没理它，可是连续响了好几次之后，我终于被这声音从去往周公家的路上拉了回来。

我通过了加好友的请求，是一个网名叫"当当妈"的姐妹。她很快给我发来了消息。

"你好，我刚刚发现我的宝宝是单脐动脉，我好担心，想向你请教一下，你有时间吗？"

"在吗，我真的很需要你的帮忙。"

看着她留的言我也紧张起来了。一方面我好奇她有什么问题，另一方面我也担心我的宝宝会不会跟她的宝宝有同样的问题。于是，我赶紧给她回复。

我：你好，我刚才在睡觉，没听见，你家宝宝也是单脐动脉啊。

当当妈：今天查出宝宝是单脐动脉的，我真的很害怕宝宝会有事。

我：我的宝宝也是单脐，医生和有经验的姐妹都说了，光是单脐，没有别的病症就没关系。

当当妈：可是我的宝宝有问题……咳！

我一下精神紧绷起来：你的宝宝有什么问题呀？

当当妈：我的宝宝心脏有问题，说是心室缺损。

一看见"心脏有问题"这几个字我的心颤了一下，手也开始抖了起来。肯定有姐妹会觉得我在夸张，哪会那么胆小，我告诉大家一件事，你们就能理解了。

我老姨就是先天性心室缺损，小时候家里条件不好没钱做手术，年纪大了想做也做不了了，我亲身经历了家人中有一个心脏病人的痛苦。患这种病的人如果能够长大，就证明病症不算很严重，但是，没犯病时跟常人没什么两样，一旦犯病就随时都会死去，如果抢救及时也会比较容易恢复，但是这种被随时会死去的危险折磨的感觉确实不好受。

我也为她难过，我更想知道单脐动脉宝宝到底有多少是不正常的，于是，我跟她说让她到群里聊，还能多听听姐妹们的意见。

我：有哪位姐妹的单脐宝宝有异常症状吗？

没想到我这一问，问出了好多有病的宝宝。

亮亮妈（化名）：我的宝宝是先天性心室缺损。

当当妈赶紧接话：我的也是，我正不知道该怎么办，不知道还该不该要这个孩子。

亮亮妈：当初我做排畸检查的时候就知道我的宝宝有心脏病，可是我舍不得打掉她，于是我就生下来了，看着她难受的样子，我现在真的有点后悔把她生下来了。

我：你没带她去做手术吗？

亮亮妈：孩子还小，医生说她需要做大手术，得等到孩子2岁左右才能做。

这时又出现了一位名叫虫虫妈（化名）的姐妹，她的话更是语出惊人。

虫虫妈：建议当当妈把孩子打掉，否则生出一个有病的孩子后，就更

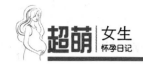
可怜，我比你可怜多了，我的孩子心脏没有问题，可是其他病症更多。

我很好奇：都有什么病症？

虫虫妈：真不想提呀。

当当妈：说说吧，让我们少走点弯路，我们心里也都是很恐惧的。

虫虫妈：你要是相信我的话，就把孩子打掉。我的宝宝是先天性面瘫和肛门闭锁。

一听到"面瘫"这个词，大家基本也能猜到是什么病症了，可是肛门闭锁是什么呢？

先天性肛门闭锁

消化道畸形最常见的疾病中有一项就是先天性肛门直肠畸形，此病占新生儿的1/1500～1/5000，男宝宝的发病率要高于女宝宝，并且还经常会伴有其他合并畸形。这种病症的病因医学界尚未有明确的解释，倒是10年来针对这种病症的手术治疗技术有了很大的改进，疗效也明显提高了。

当当妈：肛门闭锁有什么症状呢？

虫虫妈：说白了肛门闭锁就是没有屁眼，拉不出屎。这个病不是药物能治疗的，必须手术治疗。低位肛门闭锁一般卫生院就能解决，对于高位肛门闭锁，必须到条件好的医院找有经验医师进行手术，而且风险也很大。很不幸，我家的宝宝是高位肛门闭锁。

当当妈：是不是所有的肛门闭锁都是一种情况？

虫虫妈：不是的，有几种情况，听我慢慢跟你们说。

（1）先天性肛门直肠狭窄：宝宝出生后排便困难，仔细检查发现肛门也是存在的，但由于肛管和直肠之间太过狭窄，所以不能正常排便。

（2）肛门膜闭锁：肛门处可以看见凹陷点，但是没有肛管，肛门与皮肤之间是一层膜，而不是贯通的，在临床上把这种症状叫做"低位肛门闭锁"，这种情况相对容易治疗。

（3）肛门直肠闭锁：肛门处可以看见凹陷点，但与直肠尾端之间的距离相隔太大，直肠尾端在肛门直肠肌环以上，这种症状在临床上称"高位肛门闭锁"这种病症相对较多见。

（4）直肠内闭锁：肛门外观正常，肛管存在，可是肛门与直肠之间有一定的距离间隔，并且不贯通，这种畸形经常被忽视，容易误诊。

京蓝蓝：虫虫妈你都快成这方面的专家了。

这句话好像刺痛了虫虫妈。

虫虫妈：我本想把我知道的都说出来，让大家能够警惕，可是真不想说了，一说这事，难过死了，下午我还要带着宝宝去针灸，治疗他的面瘫。

我突然想起一句话，以前有人在骂人的时候会说谁坏谁就生个孩子没屁眼，现在倒好，真有没屁眼的孩子了。我并不觉得好笑，只觉得心里特别的痛和恐惧，毕竟我也是单脐动脉宝宝，万一我也……呸呸……

当当妈：虫虫妈你当时没做产检吗？

虫虫妈：做了，医生只说B超显示有问题，但又不能确定是什么问题，现在的排畸检查技术面对肛门闭锁还不能给出确切的诊断结果，我也跟当当妈一样，不舍得打掉孩子，心想应该没有那么严重，没想到就变成这样了，肛门闭锁还面瘫。

京蓝蓝：面瘫又是怎么回事，也跟我们说说吧，我也是单脐动脉，多了解一点，就能多警惕一些。

虫虫妈：好吧，我今天就做一次好人，不过我决定今天过后，我再也不说这事了。

我：难为你了，虫虫妈。

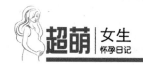
虫虫妈：医生说我儿子的面瘫可能跟我身体太胖有关，说有可能是我的肥胖引发子宫受到挤压，把我儿子的脸部神经给挤压坏了。

真是第一次听到这种说法，以前只知道准妈妈太胖对怀孕和胎宝宝都没有好处，没听说还能造成宝宝面瘫的。

京蓝蓝：（震惊）你有多少斤？

虫虫妈：我158厘米，210斤。

好家伙，那是够胖的，可怜的虫虫呀……

当当妈：那面瘫到底怎么回事？能不能治好呀？

虫虫妈：有办法，只是不容易。

先天性新生儿面瘫

新生儿面瘫有的在出生前发生，有的在出生后发生。前者除了因为准妈妈在怀孕过程中受到外界因素的影响，还因为宫内环境的改变导致各类面部神经、颞骨及面神经管发育畸形；后者大多数是生产时对胎宝宝造成的伤害。此类面瘫大多症状轻微，患儿恢复率是90%，因此一般情况下临床上不赞成对新生儿面瘫进行过早的矫正手术。

虫虫妈：我儿子属于出生前发生的面瘫，因此没能自己恢复。现在我正在给他找中医扎针进行矫正，儿子才1岁2个月，看着他被扎的满脸是针，我心里有多疼真的无法形容，而且我儿子做完了肛门闭锁手术以后，还要特别小心护理，很担心再出现什么意外。

　　……

我实在听不下去了，心情很沉重，也很累，于是躺到床上去休息了。可是，我的心呀，又被提了起来：宝宝千万不要有事呀，尤其是不要患上那些B超做不出来的疾病。

真后悔下午又上QQ，如果没上QQ，没有听到那么多患病宝宝的事

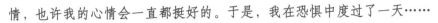

情，也许我的心情会一直都挺好的。于是，我在恐惧中度过了一天……

晚上老公回到家，我跟老公说："我们的宝宝是单脐动脉，单脐动脉的宝宝有很多是畸形儿。"

"什么单脐动脉，医生怎么说的？"

"医生说B超显示没有大问题一般都没事，只是偶尔也会有意外。"

"那你就别瞎担心了，咱家宝宝不是显示没问题吗，你要相信我们的宝宝，他一定不会有事的。"

"那万一有事B超没检查出来呢？"

"真要是那样也没办法，目前我们能做的只有听医生的话，医生说建议咱打掉孩子咱也别固执，医生建议咱留着孩子，咱就好好留着。"

虽然我心里也是这样，可还是很难受，很担心。我不再说话，老公也没有再继续安慰我，气氛显得有点沉闷，我们就这样度过了一周……

这一周，我没有再到QQ群里聊天，因为不想再听到那些胎宝宝有病的案例了，每天照常吃喝，也专挑了营养好的食物吃，那段时间海鱼吃得特别多。

怀孕第26周——宝宝紧握小拳头

怀孕第26周，子宫里的空间越来越狭小，因为胎宝宝的体积又大了。胎宝宝的脊椎更加坚固了，有了坚固的脊椎才能支撑不断发育的身体；胎宝宝的肺部仍在继续发育，尽管肺里没有空气，胎宝宝也会很努力地做出呼吸的动作，这样做不仅能促进肺部成熟，还能方便出生时进行扩张；宝宝的十个手指已经发育齐全，不但能做出用手抓住小脚丫的动作还能握紧拳

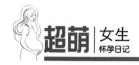

头呢。如果是男宝宝，睾丸中能够制造睾丸激素的细胞也正在不断地发育。

本周胎宝宝对来自外界的触摸和声响能做出一系列的直接反应了。当他听到声音的时候，他的脉搏会加快，有些活跃的宝宝甚至能随着音乐的节奏摆动身体，而这些活动和反应都源于胎宝宝的大脑支配。

本周胎宝宝标准参考值：顶臀长为24厘米左右，体重为910克左右。

准妈妈的身体变化——体态越来越臃肿

本周宫高26厘米，准妈妈的腹部比上周更大了，体态越来越臃肿，行动也变得笨拙，于是更多的不适应感就接踵而来了，如腰背痛、盆腔压迫感、大腿痉挛和头痛等，有一部分身体弱的准妈妈还会出现心律失常，尤其是越往孕晚期就会越发地严重。不过，准妈妈也不必过于担心，因为这些不适应的症状将会随着孕期的结束而消失。

关于准妈妈的体重，到本周最好比怀孕前增加6.5~8千克，尽量调整好自己的饮食，别让自己过瘦或过胖。

我的身体变化——体重飞速增长

我并没有吃很多的肉，看起来也不是很胖，但我的体重却飞速增长，我想可能是宝宝在长吧。一想到这一点我就很欣慰，我尽可能地不去想单脐动脉的事。

我的心情变化——隐忍着恐惧

表面上我装作不想单脐动脉的事，但其实我还是非常担心的，我只是不想表现给我老妈和老公看，因为我知道，他们其实也很担心。我每天都表现得比较开心，听听音乐，看看影碟，可实际上在看影碟或者听音乐的时候，我的大脑早就已经出国了，去到关于单脐动脉的那个国家了。

有几次我好想去看单脐动脉QQ群，想跟姐妹们交流交流，可是我忍住了……

空闲时，我还是多想想我能为宝宝的健康做些什么吧，对了，又该做胎教了。

每月一种胎教方法——孕妇体操

指导准妈妈进行适宜的体育锻炼就是运动胎教。运动胎教不但能促进胎宝宝的大脑和肌肉健康发育，还有利于准妈妈正常妊娠及顺利分娩。

这里向大家介绍一套孕妇体操。

坐椅子

（1）尽可能坐靠背椅，以减轻怀孕后上半身体重增加造成的负担。

（2）两脚并拢，左脚平稳地向后挪动，轻稳地坐在椅子的中部。

（3）挪动臀部，后背自然地靠在椅背上，稳稳坐定，脊背伸展放松。

脚部运动

（1）活动踝骨和脚尖的关节。由于胎宝宝体重的增加，直接影响到准妈妈的腰部和下肢，因此，脚部运动应经常坚持进行。

（2）脚心不离开地面，脚尖尽量向上翘，呼吸一次把脚放平一次，如此反复进行。

（3）把腿搭起来，以上面一只脚尖和脚腕为中心点，慢慢地上下活动。

鼓胸呼吸运动

（1）先把身体保持松弛状态，把两手放在胸前。

（2）随着慢慢地吸气，让胸部向两侧扩展，再轻轻地把气吐出来。

（3）每日练习数次。

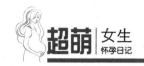
从站到坐的姿势

准妈妈由于重心不稳，做动作要从容，防止跌倒等事故发生。

（1）上身垂直站立，然后一个膝盖脆地取得平衡。

（2）两膝着地，脊背伸直，注意身体要垂直。

（3）两膝直立的姿态放松，慢慢地变成横坐。

使乳腺发达的动作

放松地坐在椅子上，将两手放在肩上，边画圈边转动，直到肩部酸痛为止。

盘腿坐运动

这项运动可以起到放松腰关节、伸展骨盆肌肉的作用，有利于顺产。

（1）盘腿坐定，把两手交叉着放在膝盖上。

（2）两手轻轻向下推。

（3）每呼吸一次，把手放松收回一次；早晚各作1次，每次2～3分钟；可逐渐延长至10分钟左右。

从侧坐到就寝的姿势

改变姿势时不要过急，动作应徐缓自然，感觉疲劳后，可稍躺一会儿就可恢复。

（1）侧坐，上身慢慢躺下，用胳膊支撑，把头部缓缓放在枕头上。

（2）取右侧姿势躺，以减轻胃的负担，有利于消化，是饭后休息的良好姿势。除此之外，准妈妈一般以左侧卧为宜，可减少子宫右旋。

按摩和压迫运动

这项运动，主要在分娩阵痛时进行；平时感到疲劳时也可适当进行按摩：应和呼吸练习结合进行。

（1）按摩腹部进行鼓腹深呼吸，吸气时手向上抚摸，边呼气边向下抚摸。

（2）用拇指按压腰骨内侧，呼气时用力压，吸气时放松。

鼓腹呼吸运动

从分娩阵痛开始时进行；平时要多练习，以便熟练掌握。

（1）仰卧，身体完全放松，嘴微闭，呼气时要发出"噗！噗！"的声音。

（2）身体一上一下慢慢地做深呼吸，再呼吸一次10秒钟左右。

骨盆的振动运动

这种孕妇体操视为了使骨盆、腰关节松弛的同时，锻炼下腹部及产道出口的肌肉。

（1）把腰贴在床上，使肚子轻轻挺起，让背和床之间出现空隙；可慢慢做十次，然后放松休息。

（2）膝盖着床，头下垂，脊背向上弓，支撑住上半身的重心。

（3）抬头，把腰向前移动，使重心也随之前移，再逐渐恢复原姿势。

短促呼吸运动

短促呼吸运动可减少分娩痛苦，方法是略微提气，用鼻子短促地反复呼吸五六次，然后再慢慢把气呼出来，嘴要轻轻张开；这种呼吸方式也适于在妊娠晚期进行。

（1）从怀孕8周左右开始，但如有流产先兆时，要遵医嘱。

（2）绝对不要勉强，严禁做得过分。以不疲劳为宜，每天都要做。

（3）在做体操前，先排尿、排便。

孕妇体操注意事项

（1）进入孕中期，如果准妈妈的各方面都正常，即可在专业人士的指导下进行体操运动了。

（2）在做孕妇体操之前要做一些基本准备，比如排空小便，时间选在两餐之间，并且要以一种绝对放松、愉快的状态进行孕妇体操，那样才

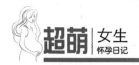

能获得事半功倍的效果。

（3）做孕妇体操的室内要保持空气流通，运动量要从小到大逐步增加，要有恒心一直做下去才行。

（4）在做孕妇体操的过程中如果发现以下异常情况要立即停止：疼痛、气急、出血等。

（5）如果准妈妈有过先兆流产史、早产史、双胎、羊水过多，前置胎盘或严重内科并发症等，就不要参加孕妇体操的锻炼了。

萌妈密语

以上这套孕妇体操胎教法我早就学习过，可是因为我之前有过先兆流产的症状，现在又发现了单脐动脉，所以，我绝对不做孕妇体操。我仿佛害怕宝宝的脐带长得不够结实，会因为我伸个腿或者是提个臀就把他的那根生命线给弄断了，于是我只选择散步这项运动。

怀孕第27周——宝宝眨眼睛了

怀孕第27周，胎宝宝的眼睛基本发育完善，因为在本周最后一层视网膜已经形成了。很多胎宝宝在此刻都已经睁开了眼睛，眼睑的张合能促进眨眼反射的形成。本周胎宝宝不但眼睛发育完善，听觉系统也发育完全了，他对外界声音刺激的反应更加明显了。如果准妈妈怀的是女宝宝，此时已经可以看见突起的小阴唇。

本周胎宝宝的大多数器官都发育完全，虽然气管和肺部还没有发育成熟，但是胎宝宝仍然在羊水中努力地做着呼吸锻炼，他要为将来能在空气中呼吸打下坚实的基础，这种锻炼将一直持续到胎宝宝出生。

本周胎宝宝标准参考值：顶臀高为25厘米左右，全身长度38厘米左右，体重已经有900～1000克了。

准妈妈的身体变化——子宫压迫心脏

本周准妈妈的子宫底都已经在肚脐上7厘米的位置了，宫高有27厘米左右了。由于子宫的升高，腹腔被子宫侵占，一些脏器被挤得暂时性上移，并且直接压迫到心脏和呼吸器官，因此会导致准妈妈呼吸有些困难。

萌妈密语

随着孕期月份的增大，姐妹们的乳房也会增大，有的姐妹除了增大，还会出现触痛或酸胀的感觉，这种感觉越是到后期会越严重。教给姐妹们两种方法：1. 用温度适宜的热毛巾反复地敷，直到疼痛缓解为止。2. 每天晚上睡前让准爸爸帮忙轻轻地揉，准妈妈放松心情，享受来自准爸爸的爱抚，单凭这份幸福也能缓解一些疼痛。

我的身体变化——有点呼吸困难

我的乳房倒没有触痛的感觉，可是我的心脏明显不舒服了，尤其表现在呼吸困难上，总想喘粗气，走几步路就觉得上气不接下气，好像缺氧了似的。

我去咨询保健医生，问她我呼吸困难是怎么回事，有没有危险。

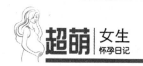

保健医生说有两种可能：

1. 孕晚期子宫增大，腹部、肠、胃、膀胱、心脏受到压迫，躺下睡觉的时候会有喉咙发干和呼吸不畅的现象，这个一般不用担心，也无须治疗。

2. 胎宝宝增长速度太快，准妈妈的心脏负担太重，导致心肌缺氧和缺血，这个也不急着医治，注意量血压和血糖，如果血压和血糖都正常，也不用太担心。

保健医生给我量了一下血压和血糖，说我没什么大碍。最后还安慰我放宽心："怀孕就是一个既幸福又辛苦的过程，孩子生下来之后这些辛苦就全都忘记了。"

我心想：这一波未平一波又起，总是让我感觉惊魂未定，这样的滋味我还能忘记吗？绝对不可能。

单脐动脉的问题就像是我身上长得一个肿瘤，但却不知道是良性的还是恶性的，我一时一刻都没有停止过担心。

忍了两周没有上单脐动脉QQ群，到这一周终于忍不住了。更悲剧的是我刚一打开群看大家的留言，就被我看到了一些不想看的东西。

深圳花花：我宝宝生出来了，果然是一只肾。

江苏秀：啊呀，不过一只肾不会影响他的生活吧，一样能活得好好的。

深圳花花：我生他遭了好多罪，阵痛了20多个小时才生出来，我之所以不选择剖腹产就是为了能很快可以生二胎。

江苏秀：为什么要生二胎，是担心这个宝宝会不好吗？

深圳花花：是的，不怕一万就怕万一呗，要是好好的当然没事，要是有事，我也好有个指望。

江苏秀：一定没事的，我刚看过一个这方面的报道，我发给你看看。

先天性单肾

先天性一侧肾发育过程异常导致先天性单肾，又称孤立肾，这种病不属于遗传病，发生率约每1100～1500个新生儿中有1例。一般情况下，正常人只需要单侧肾脏的2/3就可以维持正常的生活和工作了。

因此，生有这种宝宝的姐妹不必太过担心，只要定期复查，保证单肾功能是正常的，就不会影响宝宝以后的生活，更无须治疗，据调查，其寿命与正常人一样。

深圳花花：有关资料我都看过了，不管怎么样，还是非常担心，所以，再要一个孩子保险一点。

我非常能够理解深圳花花的感受，就算有一百个人跟妈妈说这孩子没问题，孩子的妈妈也会有很多的担心，毕竟自己生的宝宝比正常的宝宝身上少了一个器官。

我心情郁闷，于是随便问了一句：到底单脐动脉还会引起多少种的畸形呀？

江苏秀：自从我知道自己是单脐宝宝以后，我就每天都在收集有关单脐宝宝的医学资料，单脐动脉引发的畸形有很多。

单脐动脉可能引发的多种畸形

先天性脑积水： 主要表现为中脑导水管狭窄、膈膜形成或闭锁、室间孔闭锁畸形（第四脑室正中孔或侧空闭锁）、脑血管畸形、脊柱裂、小脑扁桃体下疝等。

肢体畸形： 包括多指趾、并指趾、畸形足、关节异常、髋关节脱臼、短肢等。指趾畸形有时合并其他部位畸形，有时只单肢发病，有时四肢均有畸形。

唇腭裂： 单纯唇腭裂主要为多基因遗传。通常，健康准妈妈怀的胎宝宝发生唇裂的概率是1‰，生育过一胎唇裂患儿的夫妇如果再生第二胎，宝宝患唇裂的概率要相对高一些，但单脐动脉也会引起唇腭裂。

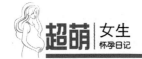
神经管畸形：单脐动脉宝宝中出现过神经管畸形的宝宝。在我国，神经管畸形约占畸形总数的40%～50%左右，是胎宝宝畸形中发病率最高的疾病，尤其是在北方地区。单脐动脉宝宝更容易发生此类畸形。

消化道畸形：畸形可能发生在消化道的任何部位：食管、胃、小肠、大肠、直肠和肛门（如食管闭锁和肛门闭锁）。

先天性心脏病：先天性心脏病是胎宝宝时期心脏血管发育异常而形成的先天畸形。先天性心脏病的发病率占活产婴儿的0.3%～1%。

这些临床上的常见畸形，在单脐动脉宝宝中的发生率都要高于一般正常的宝宝，而最常见的在单脐宝宝中发生的就是先天性心脏病和泌尿系统疾病，如单肾、肛门闭锁等。

看过了这些之后我的心更加忐忑不安了，那一刻我体会到了无可奈何，只能祈祷宝宝安然无恙了！

怀孕第28周——宝宝会吃手指了

怀孕第28周，胎宝宝的眼睛能活动自如了，并且形成了自己的睡眠周期。除此之外，胎宝宝又长了一个本事，就是他能把自己的手指放到嘴里去吮吸了，好像吃得很香，但事实上他什么也没吃到。

本周胎宝宝的大脑皮层表面开始出现一些特有的沟回，脑组织快速增生，大脑活动在这个时期非常活跃。一些专家认为，胎宝宝从28周左右开始就会做梦了。

本周胎宝宝的肺叶还是没有发育完全，但值得提及的是，如果在这个时候有胎宝宝早产，借助一些医疗设备，宝宝就可以进行呼吸了，所以，此时早产的宝宝很有可能存活下来。

本周胎宝宝标准参考值：顶臀长为26厘米左右，体重已经有1100～1400克了，几乎已经快占满整个子宫了。

准妈妈的身体变化——可能出现水肿

本周子宫是在肚脐以上8厘米左右的位置，如果从耻骨联合两道子宫底部是28厘米左右，准妈妈的体重比怀孕前应该增加8～11千克才算合适。

延续上周急剧膨大的子宫向上挤压内脏，准妈妈会感到胸口憋闷、呼吸困难、难受极了。本月也是子宫收缩最多的时期，生理性的子宫收缩会使腹部有种胀满或变硬的感觉，还会出现足踝部水肿的现象。这都属于正常的生理现象，如果没有严重症状，无须看医生。

萌妈密语

姐妹们，在此我不能不提醒大家一件必须要重视的事情，本周是妊娠高血压综合征多发的时期，因此高龄准妈妈、初产准妈妈和多胎妊娠准妈妈都要格外小心。妊娠高血压综合征也叫妊娠中毒症，主要症状表现为高血压、水肿、尿蛋白等。如果有准妈妈一周内体重增加500克以上时，便有患妊娠高血压综合征的可能，还有，在此期间如果有阴道出血或腹痛的现象，便很有可能是早产的症状，应该立即到医院就诊，不要有丝毫的含糊。

我的身体变化——走不动路了

由于我担心宝宝单脐动脉会营养不良，于是我增加了各种营养食物的

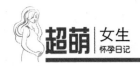

摄入，我的宝宝果然没有让我失望，在我的肚子里飞速成长。于是，我的肚子明显见长，到了本周（28周）时，我就感觉走路有些笨拙了，并且走一会儿就得赶紧休息，否则就开始喘了。

我的心情变化——期待每次产检顺利通过

我在满怀期待中又度过了几天，这几天我仍会胡思乱想，不过我知道，胡思乱想是没有用的，产检结果才最有说服力。于是，我积极地去参加产检，产检前需要做的准备工作，我一样不落的在头天晚上就都准备妥当，第二天一早拿着需要的东西就走。这样我能早到医院挂号，不需要排很久的队看医生，我急切地想知道这一个月，宝宝是不是还健康，那段时期，我每天就是这样怀着一颗焦虑的心过来的。

常规产检要重视（25～28周）

从这周开始，老公每次产检都要请假陪着我。我觉得这个还是很有必要的，肚子大了，一个人不方便，老妈年纪大了，跑腿的事要她做有些不忍心，有老公陪着心里更踏实一些。再则，这整个的产检过程也让老公了解了解，让他听听每次胎宝宝心跳时发出的小火车的声音，不但能激发他的好奇心，更能增加他对我们娘俩的爱。

每月常规检查：体重、血压、尿常规、血常规、腹围、胎宝宝身长、胎宝宝估重、胎心音，这个月除了我做过的B超排畸检查外，还要再做一项以前做过的乙型肝炎检查。

乙型肝炎检查时的小插曲

查乙型肝炎是为了检查准妈妈本身是否感染或是携带乙型肝炎病毒，如果准妈妈携带乙型肝炎病毒，那么，一定要在准妈妈生下宝宝24小时内为宝宝注射疫苗，以免宝宝遭受感染。

姐妹们千万要记住：在抽血做乙型肝炎检查时必须要空腹检查，不能吃早饭，也不能喝水，如果有姐妹没有严格按照要求去做，那么你的化验结果很有可能会出错。

曾经在我身上就发生过这样的事，我因为临时需要，吃过早饭后去抽血做了一项叫做快速乙肝筛查的检查，结果，我的验血报告显示我是乙肝病毒携带者，当时我吓坏了。回到家后，我怎么都不相信这个结果，于是我又到了传染病专科医院空腹查了一次，没想到这一次的结果显示我是正常的，根本不是乙肝病毒携带者，更没有乙型肝炎。两家医院都是正规公立医院，会发生这样的事，我只能怀疑是我第一次做检查的时候吃过饭、喝过水造成的。所以，我建议姐妹们一定要认真按照要求检查，以免误诊。怕饿的姐妹可以随身带些食物，等抽完了血马上就可以吃。

还要预约排畸检查

我的这些检查结果每项都很正常，当我准备要走的时候，医生叫住了我，她给我一个预约条，就是下个月要做的排畸检查，非单脐动脉宝宝整个孕期只要做两次排畸的B超检查就可以，而单脐动脉宝宝每月都要查一次，为的是防止宝宝有异常变化。

拿着预约单走出医院的时候，我心想：宝宝，妈妈对不起你，明知道B超做多了对你不好，可还得让那怪物一样的机器来照射你，可是，你不能因此生气，更不能因此就软弱了，你一定要坚强，不能让一束光就把你打倒了，你要做最棒的宝宝。

很神奇的是，当我这样想的时候，宝宝竟然在肚子里踢了我一脚，仿佛在回应我说，他绝对是个坚强的孩子。

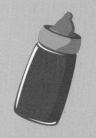

第十章

怀孕第八个月——盼望

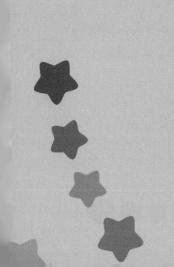
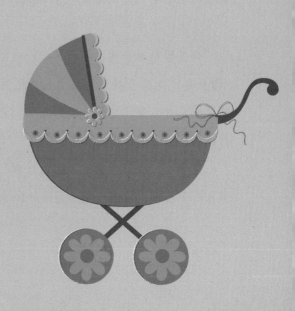

怀孕第29周——宝宝越来越聪明了

怀孕第29周，胎宝宝的视觉发育已经相当完善；胎宝宝的皮下脂肪也已经初步形成，看上去不再像个瘦皮猴了；手指甲也长得非常清晰了。

胎宝宝的大脑发育程度更加令人欣喜，为了适应大脑发育的需要，颅骨长得非常柔软。在大脑的表面，出现了越来越多的不规则的皱褶和沟痕，这就是大脑的沟回，它们是神经细胞建立联系的结果，沟回越多代表胎宝宝越聪明。如今他不但能够控制呼吸，还具有了初步的思维、感觉和记忆能力，可以说大脑功能已经非常完善了。

从本周往后的日子胎动会逐渐减弱，因为胎宝宝越长越大，子宫这座房子就变小了，但胎宝宝的四肢仍然会不安分，不是用脚踢就是用拳头打妈妈的肚子，还有的胎宝宝可能在妈妈想睡觉的时候动个不停，搞得妈妈无法入睡，等妈妈醒来时，他却睡着了。

本周胎宝宝标准参考值：顶臀高为26～27厘米，如果加上腿长，身长有43厘米左右了，体重1300克左右。

准妈妈的身体变化——偶尔会有假宫缩

本周子宫底增大到肚脐上7.5～10.2厘米的位置，宫高在29厘米左右，准妈妈的体重比怀孕前应该增加7.6～9.5千克最为适宜。有些准妈妈可能会感觉到肚子偶尔会有一阵阵地发紧、发硬，这就是宫缩的感觉了——不过是假宫缩。真宫缩和假宫缩的区别就在于假宫缩不是很疼，真

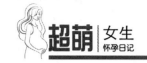
宫缩严重时是会非常疼的，疼得严重了就是要生了。假宫缩是这个阶段的正常现象，不用担心。

我的身体变化——体验假宫缩

在公园里遇见同样怀孕的姐妹就会交流假宫缩的问题，很多姐妹在我这个月份都已经感受到了假宫缩，而我的假宫缩却迟迟不来。回家之后，我开始摸肚子，姐妹们说总摸肚子就爱出现假宫缩，可是我频繁的摸肚子仍然没出现假宫缩，索性不想，就等着吧，老摸肚子也会影响宝宝休息的，该来的总会来的。

有一天夜里，我正睡得香呢，突然肚子有一点不舒服的感觉，有点胀胀的，当我用手一按肚子，"哇噻"真的是硬邦邦的，好像肚子一点弹力都没有，似乎使劲一戳会把肚皮戳破似的。我没有再按肚子，安静地躺着，享受这种假宫缩带来的幸福，想象着如果真宫缩也能像这样不疼就好了，不疼就能生出宝宝来——不过那是不可能的。

我的心情变化——担忧的事情更多了

到这一周，我算是进入孕晚期了，我和大多数准妈妈一样胡思乱想更多了，我除了担心单脐动脉这个问题之外，也开始担心孩子的胎位正不正：现在是正的，下周会不会就不正了，到底我适不适合顺产？虽然医生建议我顺产，可是，顺产过程中会不会出现意外，尤其我是单脐动脉的宝宝，听说单脐动脉宝宝顺产时要比一般的宝宝容易缺氧。

单脐宝宝也有非常健康的

这天我又到单脐动脉QQ群里逛，这次我的运气真是好，因为我在群里遇到了两个怀单脐动脉宝宝的姐妹，生出来的都是健健康康的孩子。

大连鱼：你不用很担心，群里生出健康宝宝的姐妹有很多呢。

我激动不已：真的吗？都有谁？

大连鱼：太多了，一般情况下有问题的孩子B超都能看出来，发现问题严重的就打掉了，除非是准妈妈明知孩子有问题也要生出来，所以，检查没问题生出来却有问题的概率非常小，那都属于意外了。

我：哦，我做的排畸检查显示没有问题。

山东琴：那你就不用担心，应该没有问题的。

我：我有点不敢相信，你们的小孩都多大了，我还担心有没有可能孩子刚生出来没问题，过一两年才发现问题呀？

山东琴：没听说过有那样的情况呀，我家女儿都5岁了，没有任何问题。

我：那真是太好了。

大连鱼：我家儿子3岁了，也没发现什么问题。

我：真是太好了。

我的心里还有点不敢相信。

我：能不能把你们宝宝的照片发上来给我看看。

这两位姐妹仿佛能够体谅我的担心，她们很热情地把照片传了上来，一个男孩儿，一个女孩儿，看到这两张照片我突然有种莫名的激动，竟然流下了热泪。

那一刻我感觉这两个孩子长得是那么的健康，那么的漂亮，这真的是单脐宝宝吗？跟双脐宝宝没什么区别呀！那一刻我的信心倍长，她们都能生出这么健康的单脐宝宝，我也一定能生出健康的宝宝。

大连鱼：看到宝宝的照片放心了吧，安心养胎吧。

我：看到宝宝的照片，我安心多了，非常感谢你们。

那一刻，我既兴奋又羡慕，看着那两个孩子的照片，就如同是在看自己孩子的，尤其是那张女孩子的照片，如果我也能生出这么漂亮、健康的女儿该多好呀，会吗？会吧？可能会，不确定，嗨！一想到这，又觉得心里很乱很乱。

就在这时，又有一个姐妹发的言引起了我的注意。

辽宁燕：姐妹们有做过羊膜穿刺检查吗？

深圳猪：为什么要做羊膜穿刺呀？

辽宁燕：单脐动脉本身就是一种染色体异常的表现，所以，做个羊膜穿刺比较保险，如果羊膜穿刺没有问题，那就一定没有问题了。

深圳猪：哦，那我也去做一个。

我：羊膜穿刺真的有必要做吗？不是说对胎宝宝不好吗？有风险。

辽宁燕：风险是有，但是总比生个有问题的孩子好呀。

我：不是说B超显示没问题就没问题了吗？

辽宁燕：那是一般的情况，做羊膜穿刺就是检测那一般以外的意外情况。

深圳猪：那我也不做，我害怕。

我：有很多姐妹都生出了健康的宝宝。

辽宁燕：也有不少姐妹生出了有残疾的孩子，不怕一万就怕万一，还是保险点好，再说羊膜穿刺的风险也并不是很大。

我有点懵了，我到底该不该做呢？

就在这时，又有一位姐妹出来发言，她又有了一种新说法。

北京晶：我没做羊膜穿刺，我做了一种抽血检查，也是检查染色体的，是一家公司新研究出的方法，说不需要羊膜穿刺也能查出染色体有没有问题。

我之前看过有关资料，目前医学的研究还没有达到那个水平，不能通过母体血液来检查胎宝宝的染色体。所以，我对她的话表示非常怀疑，可是，假如那是真的，检查一下也无妨呀，对胎宝宝肯定是没有伤害的，所以，我心里面既怀疑，又期待。

深圳猪：抽血检查需要多少钱？

北京晶：一千八。

深圳猪：真够贵的。

我一听这价钱，在想想之前看到的一条警告：以任何方式声称可以通过血液检查染色体的说法，都是骗人的。所以，我觉得这位姐妹可能是被骗了。

我：晶，你可能被骗了，我以前看过这方面的资料。

北京晶：是我的一个朋友向我推荐的这家公司，说是美国的技术，新研究出来的，我想你肯定没有看过有关这项新技术的报道，我建议你也做一个，不管有没有用，首先买个安心，我们能知道一个结果不是很好嘛？

我：万一不是，就被骗一千八。

北京晶：损失一千八百块钱不算什么，如果没发现孩子有问题，那就是买份安心，如果发现孩子有问题，就尽量不要孩子生出来，免得以后父母和孩子都痛苦，还有，做了这个抽血的检查就不用做羊膜穿刺了，减少了风险。

此刻，我也失去了主意，突然觉得晶说得很有道理，必定谁都希望给自己的人生多上一份保险，即便这保险还不能确定保不保险。于是我也动摇了，也想做一个那样的检查。

我：我考虑考虑，如果决定做了，我找你帮我介绍那家公司。

北京晶：没问题。

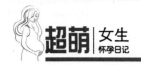

我陷入了无限的犹豫之中……

我一夜没有睡，就在考虑这件事情，我犹豫的不是舍不得一千八百块钱，而是万一查出来有问题怎么办？我还舍得把这个孩子打掉吗？他在我的肚子里已经这么久了，我们一起做过游戏，一起唱歌、听音乐，甚至还相互交谈过，虽然只是我跟他说话，但他能听见并给我回应，我真的舍不得把他打掉。如果真的发现有问题却不打掉，我想我的心也一定会很纠结，假如孩子是残疾的，他长大以后一定会经受很多的磨难，那时他可能会埋怨我这个妈妈不负责任，不应该把他带到这个世界上来吃苦。我越想越伤心，想着想着，竟开始抽噎起来。抽噎声把老公吵醒了，问我怎么了？

我又抽噎了一下说："我担心宝宝。"

老公却毫不在乎地说："瞎担心什么？这种事不是担心就能解决的。"

我擦了擦眼泪："那你说，那个抽血检查染色体的项目咱还检查吗？"

"当然不检查了，你想正规医院里面都没有这个项目，这代表什么，这个项目是有问题的，再说，你在正规医院做的B超排畸检查不是都没问题吗，那就不用瞎担心了。"

"别的姐妹都说要是检查出没问题，也算买个安慰啊。"

"那要是检查出有问题，但事实上又没问题呢？到时候你怎么办？还非得上当受骗再搞个医疗事故出来呀？"

我没再吭声，被老公这句话给噎住了。

"你别胡思乱想了，就听产检医生的话，她让你检查什么你就检查什么。"

我觉得老公说的有道理，想通之后，心也踏实了一些。我又琢磨了一会儿睡着了。

做超声波检查的牛人

第二天早上，我又上QQ群跟姐妹们交流，又得知了一个新消息，这个消息比较靠谱。

有经验的姐妹们说在人民医院有一位W医生在做B超排畸检查方面技术特别牛，只要胎宝宝有B超能检查出来的问题，基本都逃不过她的眼睛，圈内声誉非常好。只是想找她给你检查可以说是非同一般的难，因为她是门诊医生，偶尔在B超室值班，即使挂上了她的号，她也不一定能给你做B超，只能是碰巧赶上她在B超室值班，又碰巧你是排的她的那个队才能找她检查，总之，一切都是随机的，没有别的办法。

姐妹们给了我希望，又亲自把希望之火给我浇灭了，但我还是觉得机会有时候是靠自己争取来的，我打算下周先去挂个W医生的号，跟她商量商量再说。

怀孕第30周——宝宝烦噪音

怀孕第30周，胎宝宝的头部继续增大，大脑和神经系统已经非常发达，此刻大多数胎宝宝对声音都会有反应，尤其是外边的声音吵得他睡不着觉时，他会踢妈妈的肚子表示抗议。

本周肌肉和肺部继续发育；骨髓已取代了肝脏的造血功能；胎宝宝皮下脂肪也在继续增长，这使宝宝的皮肤比之前饱满了一些，身体显得更加圆润了，手指甲和脚指甲还在继续生长。

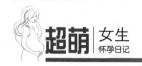

如果是男宝宝，他的睾丸现在正从肾脏附近的腹腔沿腹腔沟向阴囊下降；如果是女宝宝，她的阴蒂已经突出，但还未被小阴唇覆盖，要等到出生前的最后几周才能发育完全。

本周胎宝宝标准参考值：从头到脚长44厘米左右，体重1500克左右。

准妈妈的身体变化——肚子大得看不到脚

本周准妈妈的妊娠纹更加明显了，因为子宫不断增大，腹壁绷紧，皮肤被拉伸出纹理。子宫约在肚脐上方10厘米处，从耻骨联合量起子宫底高约30厘米，已经上升到胸与肚脐之间了。

准妈妈这时会感觉身体越来越重，肚子大得看不到脚，呼吸也越来越困难，行动越来越吃力。可能有的准妈妈会对肚子里的宝宝说："宝宝快出来吧，妈妈好辛苦呀！"不过生过宝宝的妈妈说："宝宝出来后妈妈才更辛苦。"当然，那份辛苦也夹杂着幸福的。

本周如果准妈妈一旦发现不规则的宫缩，应该立即停下来休息，每天最好睡个午觉。

我的身体变化——腿脚"不利索"了

我的身子越来越重，走路越来越费劲。老妈说多走路有助于顺产，我不想走也不行，于是老妈陪着我走。要说我也没觉得特别累，就是感觉偶尔腿脚有点发软使不上力。有一天，走到我家小区大门口，发现那里在施工，地面坑坑洼洼的，我便走得格外小心，然而，越小心却越出差，还是一脚踩在了小坑里，脚脖子一崴眼看就要摔倒，幸亏那时老妈眼疾手快拉住了我。不过，虽然没摔倒，我也感觉肚子扭了一下，有一丝痛感。老妈很担心，后悔勉强我出来散步，并且强烈要求我到医院去做个检查。

我也担心宝宝，尤其又想到我的宝宝是单脐宝宝，所以我听从老妈的提议去医院做了个B超检查。

我的心情变化——晴转阴

我本想能挂个W医生的号顺便帮我查查单脐动脉的问题，可惜，那天没有她的班，想让两全其美的事都落在我身上可真没那么容易。

经检查孩子没有什么大碍，但是有一些需要注意的小问题，除了比正常的月龄大两周之外，还有一圈的脐带绕颈。医生说不能确定脐带绕颈是不是因为崴了一下脚造成的，但是要更加注意观察胎心的跳动和阴道是否有出血的症状，一旦发现异常，就要赶快来医院。

从医院回来，老妈既担心又自责，我也很担心，可是又不能再表现出来，免得老妈越发地难过，我只有比以前更加细心地观察宝宝的动态了。

庆幸的是，一周过去了，宝宝并没有什么异常，脐带绕颈一周的问题要等到下次做B超的时候才能知道具体情况，不过医生说脐带绕颈一周不算是大问题，如果绕颈三周就需要特别小心了，预产期一到，医生可能就会直接给准妈妈做剖腹产手术了。

怀孕第31周——宝宝能追踪光源了

怀孕第31周，胎宝宝的眼睛已经开始为出生做准备了，不睡觉的时候眼睑经常张开，睡觉的时候才会闭上。在白天，他基本已经能够看到子宫

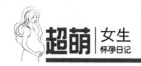
里的景象，也能跟踪光源了。如果准妈妈或者准爸爸用一格小手电照射腹部，胎宝宝会转过头来追逐这个光源，甚至可能会伸出小手来触摸。虽然他能追踪光源，但并不代表宝宝一出生就什么都能看清，新生儿的视力很差，最远只能看到20～30厘米处的人和物。

本周胎宝宝标准参考值：从头到脚长46厘米左右，体重1600克左右。

准妈妈的身体变化——开始有饱胀感

本周准妈妈的子宫底远远超过肚脐11厘米了，子宫底高度为31厘米左右，胎宝宝周围大约有850毫升羊水。此刻不管是羊水少了还是多了都是异常现象，都要积极配合医生的治疗方案。

有些准妈妈除了会出现心悸、气短的现象外，子宫对胃部的压迫也会让准妈妈们有一种饱胀感，继而每次进食的量会有所减少。此刻准妈妈要实行少吃多餐的原则才能保证吸收到充足的营养。

我的身体变化——胎宝宝超重了

上次因为差点摔跤加做了一次B超检查，结果显示我的胎宝宝比正常月龄大两周，医生建议我控制一下饮食。我控制饮食是没问题的，只是，我担心我的单脐动脉宝宝靠一根"营养绳"吸收的营养不够用。老妈给我出了个主意，在主食上我们可以多吃些粗粮，菜方面吃些营养的、精华的。

于是老妈天天给我做高粱米吃，菜主要以鱼为主，因为其他肉的脂肪含量高容易长胖。结果……后来……嗨！……意外中的意外发生了。

我的心情变化——想要顺心不容易

我一直没有忘记设法找W医生再彻底给我的宝宝做一次B超排畸检查

的愿望，于是，一天早上我觉得精神很好，就叫上老妈陪我去挂号。

很幸运地，我挂上了W医生的号。当排了很久的队终于轮到我看病的时候，我非常激动，我曾无数次地在心里盘算着各种说法，思考着怎样才能说服她帮我做检查，装可怜？苦苦哀求？还是糖衣炮弹，使劲拍马屁，把她拍晕了就给我做了？要不然就是软磨硬泡，死缠烂打？总之，今天我是不达目的誓不罢休。

然而，各种伎俩都用到了，W医生始终保持着一副微笑的面孔说："别的医生做得也一样好，不是我的班我不可能给你做B超的。"

我就软磨硬泡一直不走，不过W医生没有赶我走，她旁边的医师助理忍受不了了，说不定心里早想给我一拳把我打飞了。那是个小伙子，眉头已经皱成"八"字了，但脸上还保持着假笑："小姐，请你出去吧，医生真的不能给你做检查，现在外边还有很多病人呢，你这样其他病人都没法看病了。"

"就是呀，我们都等着呢，你别在这烦W医生了。"

听见姐妹都这么说，我也没办法了，只能朝W医生点点头说声："对不起了，W医生，耽误您时间了，可是我真的很担心我的宝宝，我的宝宝是单脐动脉宝宝，她跟别人的宝宝不一样，就看在可怜的宝宝的面上，您帮我做一次检查吧。"

这是我最后一招博取同情牌，可惜，在场的没有一位同情我的，都巴不得我赶快离开呢。失落的我无计可施，只得转身走了，就在我转身的时候，我看见W医生从忙碌中抽出了一个同情的眼神看了我一眼，从这个眼神中我似乎能读懂W医生不是不想帮我，她是真的没办法帮我，我只能劝自己：别再为难W医生也耽误别人了。

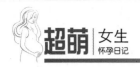

怀孕第32周——宝宝的脚能踢到妈妈的胸了

怀孕第32周，准妈妈会发现胎宝宝动的次数比上周更少了，动作强度也变弱了，这种情况准妈妈不用担心，只要你还能感觉到胎宝宝在蠕动，就说明他很好，子宫这栋房子已经都被胎宝宝占满了，他的手脚也不能伸展了，于是每天大部分的时间他只能用来睡大觉。

即便如此胎宝宝一点也没耽误长，他的身体和四肢一直会长到与头部的比例相称；全身上下的皮下脂肪越来越丰富，皱纹明显变少，看起来更像一个婴儿了；胎宝宝的各个器官继续发育，肺已经具备了呼吸能力，胃能分泌出消化液了；胎宝宝喝下去的羊水，能够通过膀胱排泄到羊水中，这是在锻炼他的小便功能呢。此刻，胎宝宝出现了头朝下的姿势，小脚经常会向上踢到准妈妈的胸腔，这是他/她在为出生做准备呢。

本周胎宝宝标准参考值：从头到脚长48厘米左右，体重为2000克左右。

准妈妈的身体变化——周长500克是正常的

本周准妈妈的子宫已经在肚脐上12厘米处了，宫高32厘米，羊水量600~800毫升，比上周又少了一些。最后这个时期，准妈妈的体重每周增加500克是很正常的，因为现在胎宝宝的生长发育非常之快，他要为出生做最后的冲刺。

我的身体变化——内裤总是湿乎乎的

本周我觉得比上周更容易疲倦了，躺在床上怎么都不舒服，尤其是平躺，仿佛有一个胖孩子坐在我的肚子上压得我喘不过气来，因此每天晚上我都睡不着，直熬到凌晨时分，困得实在睁不开眼皮了我才能睡去。到了白天，又总是一副睡不醒的样子。

令我烦恼的是排尿次数比上周又增多了，阴道分泌物好像也更多了，总感觉内裤湿乎乎的很不舒服。我的保健医生告诉我说，勤换内裤，尽可能不要用护垫，因为护垫这类东西里有时会掺杂一些化学纤维成分，容易导致过敏和感染，于是我每天换洗两三次内裤。

我的心情变化——满怀着期待

上次找W医生给宝宝做B超检查没有成功，但是这件事一直在我心里耿耿于怀。我还有一次机会，就是期盼下个月再轮到我做B超检查的时候能赶上W医生在B超室值班，当然，这种希望简直是千分之一的可能。其实之前的B超医生都说我的宝宝没有问题，我也无非是想请W医生再给我吃一颗定心丸。

常规产检——要重视（29～32周）

每月常规检查：体重、血压、尿常规、血常规、胎心音、腹围、胎宝宝身长、胎宝宝估重。

除了以上常规检查本月还有一项特殊检查是：水肿检查。

水肿检查：水肿检查的目的是预防发生妊娠高血压综合征。准妈妈怀孕后，随着胎宝宝增大、羊水增多、宫体对下肢血管的压迫增大，会导致准妈妈下肢血液回流不畅，继而引发脉压增高、下肢浮肿，妊娠高血压的表现之一就是水肿。

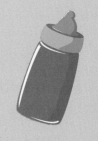

第十一章
怀孕第九个月——忧虑

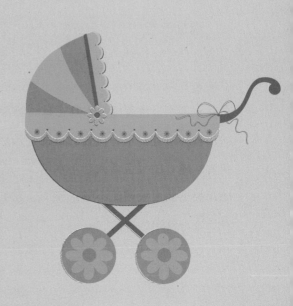

怀孕第33周——小宝宝变成了粉红色

怀孕第33周，胎宝宝的指甲已经长到指尖了，但一般不会超过指尖；肺部已经能够有节奏地做呼吸动作了；胎宝宝的头围在本周接近身体的正常比例了；胎宝宝的皮肤由红色变成了粉红色；脂肪继续增长；调节体温的系统也开始运行了；有的胎宝宝甚至已经降入骨盆了。

不同胎宝宝的差异其实是很大的，到本周，有些胎宝宝已经长出了一头浓密的胎发，而也有一些胎宝宝头发还很稀少，不过现在胎宝宝头发少不代表将来宝宝头发就一定少，所以不必太担心。如果是男宝宝，睾丸很可能已经从腹腔降入了阴囊，但是也有个别胎宝宝的睾丸要在出生后才降入阴囊，不管是前者还是后者绝大多数都是正常的。如果是女宝宝，她的大阴唇已明显隆起，左右紧贴，这说明胎宝宝的生殖器官发育已接近成熟。

本周胎宝宝标准参考值：身长约为49厘米，体重大约有2200克。

准妈妈的身体变化——心律不齐

本周子宫底在肚脐上13厘米左右处，宫高33厘米左右。子宫已经向上挤压到心脏和胃了，因此本周有一些准妈妈经常会有心律不齐、气喘或者胃胀的感觉，只要没觉得特别难以承受，就没有什么大碍，如果觉得太难受就需要到医院找医生帮忙缓解症状了。

本周准妈妈仍然会有尿频的症状，这是因为胎宝宝头部下降到骨盆，

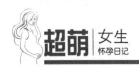
这个过程中压迫到了膀胱；除了尿频准妈妈还会感到骨盆和耻骨联合处酸痛不舒服；不规则宫缩的次数也会增多，这些都标志着胎位在逐渐下降。沉重的腹部对准妈妈来说已经是负担，准妈妈很容易疲倦，也更懒惰了，但准妈妈每天还是要坚持适量的做一些轻微的运动，那样才能有利于自身和胎宝宝的健康。

> **萌妈密语**
>
> 姐妹们，在这个阶段有一件非常值得重视的事情，那就是——早产。早产是指准妈妈在28～37周之间（196～258天）就结束妊娠期了。新生儿出生后最常见的死亡及致病原因之一就是早产，所以，姐妹们提前了解一些引起早产的原因，积极做好预防工作是非常重要的。

早产的常见因素

准妈妈的因素

子宫畸形：如果准妈妈患有子宫畸形（双角子宫、单角子宫、双子宫、子宫纵膈等），容易使胎宝宝早产。因为子宫如同温室，是胎宝宝生根发芽的地方，如果温室内不够宽敞舒适，便容易出现早产。

宫颈异常：先天性宫颈发育不良或者由于分娩、流产、手术等操作不当造成后天的宫颈损伤，使子宫颈内口松弛，羊膜囊向宫颈管膨出，都可以导致胎膜早破，出现早产。

羊水过多：有时子宫发育正常情况下也会出现早产，那是因为多胎妊娠、羊水过多导致子宫过度膨胀，宫腔压力过高，子宫肌肉伸展过度造成的。

宫内感染：绒毛膜羊膜炎、胎膜早破等宫内感染，均可导致早产。另外，胎宝宝生活在胎盘功能低下和较差的子宫环境内，容易出现宫内生长迟缓及宫内缺氧情况，这种情况比其他原因造成的早产儿恢复得要慢。

胎宝宝的因素

双胞胎、胎宝宝畸形也是容易早产的因素。

社会因素

早产发生在社会层次低的人群中，是因为这些人从事重的体力劳动、工作时间过长、过度劳累，也不能正常进行产前检查，营养状况也不好导致的；早产发生在城市准妈妈身上，是因为她们的心理压力和工作压力大，情绪波动也大，精神高度紧张造成的。

环境因素

环境污染、噪音也是早产的隐患。

其他因素

有不良习惯的准妈妈，如吸烟、嗜酒、偏食等，容易早产；妊娠后期有频繁、强烈的性生活的准妈妈易引起胎膜早破，也是能引起早产。

如果准妈妈有阵痛超过30分钟以上且持续增加的情况，又伴随有阴道出血或出水现象时，一定要立即前往医院，很有可能是见红或破水，见红或破水都是要生产的征兆。

我的身体变化——尿路疼

跟大多数准妈妈们一样，我也有尿频尿急的症状，可是最近两天我不光是尿频尿急，还有点尿路疼，多喝水多排尿能缓解，于是，我没有找医生，只希望多喝水就能把问题解决了。

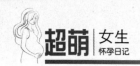
我的心情变化——总有忧虑的事

此刻我忧虑的有几件事：

1. 尿路疼令我很烦躁。

2. 不知道下次能不能遇上W医生给我做B超排畸检查？

3. 我到底适不适合顺产？万一顺产宝宝有危险怎么办？可是医生说剖腹产对宝宝不好，也不同意我剖，我到底应该怎么做？

4. 生产前应该准备些什么呢？坐月子要不要找月嫂？

……

要忧虑的事情还有好多，一时之间说也说不完呀。

怀孕第34周——胎位很重要

怀孕第34周，正常情况下胎宝宝头部已经进入骨盆，可如果宝宝的胎位不正就不一定了。胎位是否正常将直接影响到能否顺产。如果胎位不正，医生先会采取措施进行纠正，纠正不了就会选择剖腹产手术的介入。

本周胎宝宝除了头骨外其他部位的骨骼都变结实了，头骨还很软，是为了在分娩时使胎宝宝的头能够顺利挤出狭窄的产道。为了抵御感染，胎宝宝的免疫系统正在迅速发育。

本周胎宝宝标准参考值：身长为50厘米左右，体重为2300克左右。

准妈妈的身体变化——呼吸变顺畅了

本周在胎宝宝的头部进入骨盆到达子宫颈后，子宫也会降至横膈膜以下，原因是胎宝宝的头部下降至母体骨盆腔了，这正是为出生做准备呢。此刻子宫底在肚脐上14厘米左右的位置，宫高34厘米左右。

本周因为胎宝宝和子宫都有下降，所以准妈妈的肺和胃就不会被挤得那么厉害了，因此，准妈妈的呼吸和进食都会舒服多了。也有特殊情况：有的胎宝宝入盆时间非常晚，甚至在分娩前才入盆，那么准妈妈就要多受几天罪了。

我的身体变化——腿又肿了

上周尿路疼时，虽然我使劲喝水，可还总是有点隐隐的痛，痛感是没办法完全消除的。这周我又出现了新症状——我的腿肿了。

早就听说腿肿跟妊娠高血压有关系，我吓得赶紧打电话咨询了我的保健医生，她说如果不是突然肿起来的也不用太过担心，这个时期很多准妈妈都会有些浮肿的症状，但即使腿肿了也不要限制水分的摄入，因为母体和胎宝宝都需要大量的水分。并且让我注意观察，如果发现自己的手或脸突然肿起来了，那就一定要赶快去医院检查了。

挂上电话，我心里还不太踏实，谁知道会不会就在今天晚上我的手或者脸突然就肿起来了呢，恐怖！

每半月一次常规产检——要重视

到了孕晚期，从这一周开始，医生要求我每半月做一次产检，尤其像我这样怀着单脐动脉宝宝的准妈妈，产检对于我们来说尤其不能忽视，要尽可能做到一次都不落下。

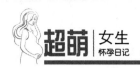
这一周做的常规产检是：量体重、测血压、血常规检查、尿常规检查、测量宫高、测量腹围、听胎心音。

特殊检查：胎心监护检查、超声波检查。

胎心监护检查

胎心监护检查主要检测胎宝宝的心率。通过胎心监护仪透过准妈妈的腹壁，较清楚地记录胎宝宝心率的变化，再通过观察胎宝宝心率的变化与胎动、子宫收缩之间的关系，来判断胎宝宝在子宫内的健康情况和他对子宫收缩的耐受能力。

做胎心监护时的注意事项：

（1）做胎心监护前不要空腹，不要服用镇静剂，测定时环境要安静。

（2）取半卧位略向左斜15～30度左右，以防止体位性低血压。

我第一次做胎心监护时还挺曲折的。胎心监护要做20分钟左右才能知道结果，当20分钟过后，医生看着结果告诉我说我的胎心监护检查没通过，原因是胎宝宝不爱动。我使劲儿地推了胎宝宝几下，他还是不怎么动。最后没办法了，医生建议我去买瓶甜饮料喝，希望给点甜头胎宝宝就动了，等他动了再重新做一次。当我喝了半瓶冰糖雪梨后，小宝贝果然在我的肚子里面活跃了起来。

令我没想到的是，这次又做了20分钟竟然还是没有通过，原因是宝宝又太过于活跃了，原来动得太厉害了也不利于检查呀。医生又建议我坐着安静一会儿。我在椅子上又安静地坐了20分钟，感觉他动得没那么厉害了，就又进去做了一次。这一次总算是没有让我失望，宝宝顺利通过了检测，如果这次再通不过检测，医生就要我两三天后再来做，麻烦折腾不说，只这几天等待就够我煎熬的了。

萌妈密语

需要说明的是，多做一次胎心监护就要多交一次钱，庆幸的是胎心监护的检查费用不是很贵，好像是20多元一次，要不然我可能会破产，呵呵！。

又一次排畸检查

做完了以上所有的检查，开始轮到我做B超检查了。

一般情况下，医生都会在第34周左右安排一次超声波检查，目的是评估胎宝宝当时的体重及发育状况，并且预估胎宝宝到足月生产时的重量。一旦发现胎宝宝体重不足，准妈妈就要多补充一些营养物质，如果发现胎宝宝过大，医生也会建议控制饮食。

由于我怀的是单脐动脉宝宝，所以，我在做这项检查的时候，医生要格外开一个排畸检查的单子，因为我需要做两次甚至可能更多的排畸检查。

之前我也说过，我非常希望这次的B超检查能碰上W医生值班，在做其他产检时我一直在心里祈祷，虽然这种机会非常渺茫。

然而，令我万万没想到的是，B超室里竟然看见了正在忙碌的W医生。我非常激动，终于有心想事成的时候啦！可是又一想，B超室里值班的有三位医生，我怎么能确保自己就被排在W医生那一队呢？我想了很多办法：再去求W医生？估计不行，通过上次的经验就知道了，W医生是不会做破坏规矩的事；等到W医生叫人的时候我就抢先上去？后面的姐妹可能会剥我一层皮，大家都等得非常着急。就在这时，有护士叫我的名字了，我探头一看，不是W医生那边叫的，我赶紧把排在我后边的那位姐妹推了上去，我对她说："我想上厕所，很急，你先去吧。"那位姐妹很高兴地就去了。她跟里面的医生说我拉稀了，所以要等一会儿才能来——这个姐妹倒挺聪明的。不一会儿旁边的B超机的医生又喊了我的名字，我看还不是W医生那边，于是我还是没有进去，排我后面的姐妹进去了。

就这样，我又在外边多等了好一会儿。我在门外从门缝往里看，紧盯着W医生，她一开口，我立刻钻了进去，尽管她叫的名字不是我："W医生，我刚才上厕所了，你先给我做吧？"没想到这时被叫到名字的姐妹也进来了。

"医生叫的是我的名字。"

说着那位姐妹就开始往床上躺。W医生也没有办法，开始给她做了。

我很失落，我知道也许错过这次机会就再也遇不到W医生了。

"W医生，我等了你很久，就想找你给我做B超。"说着，眼泪一下子充满了我的眼眶。

W医生看了我一眼，好像认出了我，不过她仍是面无表情地说："出去排队吧。"

我彻底跌入谷底，这么多医生和病人在场，我也不好再说什么，于是我只有乖乖地走出了B超室。坐在B超室的椅子上，我心想：如果不是W医生叫我，我就不进去，我今天一定要W医生给我检查。

令我没想到的是，W医生做完了刚才那位姐妹的检查之后，就跟旁边的同事要了我的B超单，然后喊了我的名字。

我激动不已：什么"世上还是好人多"啊、"坚持就是胜利"啊，一堆词哗哗地涌上来了……

W医生果然跟以前给我做B超的医生不一样，单从气势方面就有所不同，她在看报告数据的时候既果断又自信，一点犹豫的感觉都没有。我不断地提醒她我怀的是单脐动脉宝宝，请她仔细帮我检查。W医生多花了点时间在胎宝宝的心脏上，她说现在胎宝宝大了不容易看清楚了，不过当她看完了之后对我说："你的宝宝虽然是单脐动脉，但是B超显示哪都发育得很好，你放心吧。"

W医生的话给了我很大的安慰，我一高兴就问W医生："我的宝宝是男孩儿还是女孩儿？"我知道医生是不允许告诉准妈妈这个问题的，可是我还是想碰碰运气。

W医生回答我说："我没看。"

我知道她就是故意不告诉我。

过了好一会儿W医生说："你的宝宝虽然是单脐动脉，但是长得很好，很漂亮。"

我当时只顾着谢W医生，没意识到W医生话里的意思。后来生完孩子我才听姐妹们说，一般医生说胎宝宝长得好或是漂亮，就代表胎宝宝是女孩，可惜当时我没领会到W医生的好意。

临走时，W医生提醒我说，孩子超出半个月大了，要注意控制饮食了，太大了就不能顺产了。

我拿着检查报告单去找我的产检医生，产检医生让我躺在床上，用手给我按了按肚子，应该是摸胎宝宝的大小吧。摸完后她告诉我，她觉得胎宝宝没有超出半个月那么大，应该算是在正常范围内，因为B超毕竟是仪器，胎宝宝入盆之后B超容易出现误差。当我问起她关于我到底是顺产还是剖腹产时，她给了我坚决的回答："你没有什么异常症状医院是不会同意你剖腹产的，所以，你就安心的准备顺产吧。"之后，她又给我讲了一大堆顺产的好处和剖腹产的坏处。我被她说服了。

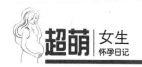
怀孕第35周——宝宝变成胖娃娃了

怀孕第35周，胎宝宝越长越胖了，脂肪的生长将有助于他出生后维持体温；胎宝宝的中枢神经系统基本发育成熟，因此他比过去更容易惊醒了；同时，胎宝宝的消化系统发育也日趋完善。

绝大多数的胎宝宝如果在此时出生存活率是99%。而且大多也不会出现大的问题，因为此时胎宝宝的肺部已经发育完成，出生后就能自主呼吸了。

本周胎宝宝标准参考值：身长达50厘米左右，体重2500克左右了。

准妈妈的变化——肚子在下坠

本周子宫底在35厘米左右，准妈妈的体重增加了11～13千克。由于胎宝宝不断增大、下降，大多数准妈妈此时会觉得肚子又坠又胀并且腰酸得厉害，骨盆后部附近的肌肉和韧带也变得越来越麻木了，甚至有一种牵拉式的疼痛，行动也变得非常艰难，有一种一不小心就会摔倒的感觉，所以这个时候的准妈妈在散步、外出时都需要身边有人陪着，以免发生意外。

分娩的日子越来越近，这会使准妈妈感到忐忑不安，准妈妈要想办法让自己的心情放松下来，必要时找准爸爸、朋友或自己的亲人聊一聊，缓解一下自己内心的压力，千万不要什么事都憋在心里，不利于分娩，更不利于培养一个性格良好的孩子。

我的身体变化——哪都不舒服

除了上述讲的症状我都有以外，我的尿路依然疼，原以为多喝点水就好了，可是一直反反复复。水喝得多一点，我就舒服一点，可一旦少喝了一点，就又开始疼了，我也不能整天捧个水壶过日子呀，再说水喝太多了也难受呀。于是，我想起我的保健医生曾经给我讲过尿路感染吃什么药，我自己吃了点阿莫西林。吃完之后我就后悔了，尿路虽然疼，但还能忍得住，现在宝宝马上就要出生了，万一要是因为吃药伤害了宝宝，我可就后悔莫及了。所以，那次之后我就再没吃药，也没找医生看，想着再坚持几周，我就要生了。

我的心情变化——胎心仪解烦恼

我按照书上写的和医生教的方法给宝宝数胎动。我记得胎动要每12小时在30次左右为正常，如果胎动少于20次，预示胎宝宝可能缺氧，少于10次，预示胎宝宝有生命危险。可是，每次我一数胎动就睡着了，仿佛我是在数绵羊呢，自然也记不住胎宝宝一共到底动了多少下，而且分不清动多长时间算一次，所以弄得我心很烦。

在网上跟姐妹聊天时，我才得知原来网上有卖家用胎心仪的，我立刻从网上买了一个。三天后胎心仪到了，我把它往肚皮上一放，立刻就能听见清楚有力的"小火车"的声音，那声音一点也不比医院测出来的小，听得我非常激动和开心。宝宝的心跳有力，一分钟的次数又在正常范围内，我能不开心吗。

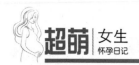
怀孕第36周——宝宝伸出小脚丫

怀孕第36周，子宫更小了，不过因为胎宝宝的头入盆了，所以子宫上面又能腾出点空间了，胎宝宝想要移动是不太可能了，不过像挥手、踢脚这样的动作却能做得更加有力了。

这段时期，胎宝宝在准妈妈腹中活动时，他的手肘、小脚丫都可能会很清楚地在准妈妈的腹部上凸现出来，如同突然鼓出一个大包，如果你摸摸那个大包，大包很快会缩回去或者在另一个地方又鼓了出来，让你觉得很有意思。在你摸大包的时候，宝宝也似乎是在跟你做游戏。这种现象主要是因为此时的子宫壁和腹壁变得很薄，因此会有更多的光亮投射进子宫，光亮的刺激会使胎宝宝逐步建立自己每日规律的活动周期，在宝宝活动期内跟宝宝做游戏也会激起宝宝活动的激情。

本周胎宝宝的指甲已经发育成熟；两个肾脏也发育完全了；胎宝宝的脸蛋儿此刻已经变得圆润饱满；如果他出生时身上带有胎记，那么这种标志现在已完全形成，到出生时不会有大的改变；只有肝脏还没有完全成熟，暂时还只能处理一部分代谢物。

本周胎宝宝标准参考值：胎宝宝身长为46～50厘米，体重2800克左右。

准妈妈的身体变化——连肚脐也突出来了

本周胎宝宝已经是当初胚芽体积的1000倍了，所占子宫内的体积增加，羊水比例就相对减少，而准妈妈的体重增长已达到了最高峰，增加了

11～13千克。

本周有些准妈妈的乳腺会有乳汁排出，这种情况应该轻轻用软布或棉花以清水擦拭，保持清洁，避免乳头感染。

此刻准妈妈的肚子已经非常沉重了，上下楼梯和洗澡时一定要注意安全，防止滑倒，有条件的尽可能找人陪着点。还有，准妈妈尽量不要再做家务了，如果避免不了要做一些动作事情，也一定要注意动作要轻缓，不要过猛，更不能做有危险的动作。

我的身体变化——夜里不能睡觉了

到了这个时候，肚子已经非常大了，白天身体有一些不舒服还能忍受，可是到了晚上不能睡觉实在是备受折磨的事。平躺着，感觉像是肚子上放了一个盛满了水的大气球，压得我喘不上气，侧着睡，感觉盛满水的气球往一边拉扯，拉得肚皮都没有弹性了，同样难受得睡不着。所以，我每天都是躺在床上翻来覆去，一直翻到清晨才能睡得着。

后来我干脆想了一个有效解除烦恼的招，那就是夜里看韩剧，一旦看上瘾了，就不知道困了，等到困得不行的时候，倒头就睡，那时已经感觉不到难受了。这样，晚上不睡，白天不起，早饭不吃，我倒是挺舒服的，可是老妈和老公急死了，总说："你自己不爱惜身体就算了，可别把我家宝贝也熬成夜猫子了。"

我知道他们都是关心我和宝宝，可是，如果不看韩剧，不熬到凌晨，我实在是睡不着，我能怎么办呢？

每半月一次产检——要重视

这一次的常规产检跟上一次差不多：量体重、测血压、血常规检查、

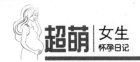

尿常规检查、测量宫高、测量腹围、听胎心音。

特殊检查：胎心监护、测量胎宝宝是否入盆。

从这个时段往后，医生会在每周两次的体检中检查胎宝宝是否已经入盆，估计何时入盆，胎宝宝是否正常且是否已经固定等。如果此时胎位不正常，那么胎宝宝自动转为头位的机会就很小了，如果医生也无法纠正，那么很可能会建议准妈妈采取剖腹产，以保证准妈妈和宝宝的安全。

尿常规出了问题

我这一周的胎心监护和胎位检查都顺利地通过了，可是，尿常规却出了问题。

尿常规的结果上有一项显示有少量黏液丝，医生怀疑我是有轻度炎症，如果没有怀孕，有少量黏液丝可以不理会，可是现在正是孕晚期，而且我还有尿路疼的症状……为了保险起见，医生要我去卫生间将阴部洗干净，再做一次尿常规。

之后又接了一次尿。

在医院又多等了一个小时左右，我的第二次尿常规结果出来了，这次显示正常了。

医生："根据这个情况，我判断可能是你的阴道有轻度炎症，往后每次尿检都得洗过阴部之后再查，如果在医院洗不方便，就在家里洗干净后接好尿，直接把尿带过来送到化验室就可以了。"

我："这不是显示没有黏液丝了吗？为什么还要洗后验呢？"

医生："一次检验还不能确定，要多验几次，如果是阴道轻度炎症引起的，我们可以先不用治疗，但如果是泌尿系统有问题那就需要重视了，到时候再做进一步检查。"

　　我一听，不知道又有什么事了，于是，我乖乖地听医生的话，没有多问，一个单脐动脉就够我受的了，不想再多问了，怕又问出别的病症出来。

　　临走前，我到验尿处拿了接尿杯和装尿管。

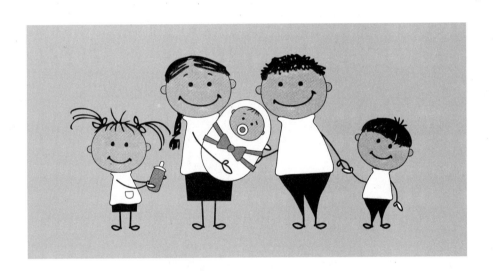

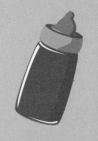

第十二章

怀孕第十个月——急切

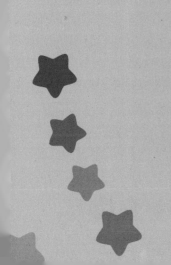
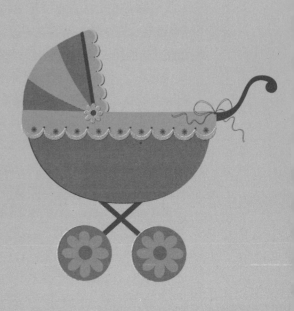

怀孕第37周——宝宝已经算足月了

怀孕第37周，胎宝宝大部分胎毛都已经褪去了，除了脑袋上又浓又乱的胎发还在不断生长。

此刻，同月龄间的胎宝宝差别还是非常大的，有的胖，有的瘦，但一般只要胎宝宝体重超过了2500克就算是正常的，生下来后就不会影响生长、发育。因此准爸妈们不必在意宝宝的体重，轻一些的宝宝并不代表不健康。

虽然胎宝宝到此刻各方面都已经发育成熟，只要一出生他就是一个独立的人了，但是只要他还在妈妈的肚子里一刻，他的体重和身高就会继续快速地增长，大脑也仍在发育。

到本周起，胎宝宝就算是足月了，此刻生出来的宝宝已经不叫早产，更不会有早产带来的后遗症，因此，此刻如果小宝宝想要出来，那么准妈妈和准爸爸就安心地迎接他就好了，不必担心宝宝是否来得比别人早一些。

本周胎宝宝标准参考值：身长约51厘米左右，体重约3000克左右。

准妈妈的身体变化——准备迎接分娩

本周准妈妈的子宫底已经到达肚脐上的16厘米的位置，宫高37厘米。由于子宫压迫膀胱太严重，准妈妈会有一种不断想上厕所的感觉。

这时胎宝宝在准妈妈腹中的位置不断下降，下腹坠胀，不规则宫缩频率增加。现在最重要的是要允分休息，迎接随时可能来临的分娩。

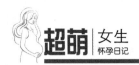
我的变化——多种痛苦同时来袭

尿路疼、尿频、腿肿、喘不上气、睡不着觉……这么多种痛苦同时来攻击我，真有点让我招架不住，有时候很沮丧，生个孩子怎么这么费劲，不过一想到再过几天，我就能看见自己孕育出的小宝宝了，就无比地激动，一切痛苦都可以暂时忘记了。

每周一次常规产检——要重视

从第37周开始，已经变为每周一次产检了。产检的基本项目是测体重、血压，血、尿常规检查，测量宫高、腹围，听胎心音。

特殊检查： 盆内测量、监测胎动、胎位固定、超声波检查。

关于尿常规检查，我是在家里接好了尿，直接带到医院的。

B超结果显示我的宝宝是巨大儿，重量是4477克，B超医生建议我找我的产检医生商量。

产检医生给我认真测量了骨盆和胎位后，又摸了摸我的肚子，仍然说宝宝没有那么大，是超声波仪器有误差，她给的评估是宝宝最多七斤半，因此她坚持要求我顺产。之后，又给我讲了很多顺产如何好的事例，于是我坚信自己一定能顺产的。

其他的产检结果都很正常，尿常规指标因为事先清洗过阴部也合格了。

接下来我就等着顺产了。

临走前，医生提醒我还有一次孕产课程没有听，孕晚期的课程非常重要，要我一定去听。正好我还在为如何准备产前物品而发愁呢，希望能从孕产课程中听到既实用又简洁的建议。我跟老公商量好，下周就去听课，再不听有可能宝宝就已经生出来了，呵呵！

怀孕第38周——宝宝像泥鳅一样滑

怀孕第38周，几乎所有的胎宝宝都已经入盆了，胎宝宝的头会在准妈妈的骨盆腔内摇摆，周围有骨盆的骨架保护，因此准妈妈不用担心，胎宝宝是很安全的。

关于胎宝宝的头发也是因人而异的，有的胎宝宝头发长得又黑又密，有的胎宝宝头发则稀少、发黄，除了营养因素外，遗传也是重要原因之一。如果父母中有一方头发是自来卷，那么胎宝宝也很有可能是个"小卷毛"。

本周胎宝宝的皮肤变得像泥鳅一样光滑，因为他身上覆盖的大部分胎脂逐渐脱落、消失，这些物质及其他分泌物也随着羊水被胎宝宝一起吞进肚子里，储存在他的肠道中，最终变成胎便，等出生时会被排出来。

本周胎宝宝标准参考值：身长52厘米左右，体重约3200克。

准妈妈的身体变化——没有太多变化

本周准妈妈的子宫底到耻骨联合处的距离为36～38厘米，肚脐到子宫底部则为16～18厘米。

大多数准妈妈在怀孕的最后几周没有增加多少重量，但却觉得身子很沉重也很不舒服。原因是，准妈妈现在既紧张又焦急，既盼望宝宝早日降生，又对分娩的痛苦充满了恐惧，不确定自己是否能顺产，更不确定顺产有没有危险，剖腹产到底好不好。

萌妈密语 现在的准妈妈最应该做的是放松心情，适当活动，充分休息，并且密切关注自己身体的变化，一旦有临产征兆出现，立刻准备住院。

Meng Ma Mi Yu

我的变化——为临产忙慌

我的身体还是一样地难受，盼望着宝宝早日生出来，我就能解脱了。

心情上，我满怀着期待，同时，也为自己还没有为临产准备好而忙慌，看了几本孕产书，感觉要准备和注意的东西太多、太乱，看得我头晕脑胀并且一样也记不住，更不知道如何取舍，于是我只有放弃看书，先睡一觉再说……

怀孕第39周——小脑袋往外钻

怀孕第39周，胎宝宝的脂肪还在继续增长，宝宝出生后的体温要全靠这些脂肪来调节。此刻，胎宝宝的器官除了肺部以外都已发育完成，肺部想要发育成熟还需要一个步骤，那就是它要在宝宝出生后的几个小时内才能真正建立起正常的呼吸模式，才算真正地发育完成。

此时，大多数准妈妈都非常急切地想让胎宝宝快点出来，可胎宝宝却仿佛没事人似的不动声色，特别能沉得住气，并且也不太爱活动。因为此时胎宝宝的头部已经固定在了骨盆中，他更多的是向下使劲儿，因为他想把头伸到外面来看看这个世界，可是当他累了的时候，他就会选择安静地休息，蓄势待发，等待时机成熟再进行冲刺。

本周胎宝宝标准参考值：长53厘米左右，体重3200～3400克。一般情况下男孩比女孩的平均体重略重一些。

准妈妈的身体变化——为分娩做准备

本周从准妈妈的肚脐量起，子宫底部高度为16～20厘米，从耻骨联合处量起为35～40厘米。此时子宫和阴道变得更加柔软，子宫颈管逐渐张开，为随时分娩做好了准备。

现在准妈妈的体重基本稳定下来。由于子宫填满了整个骨盆和腹腔内的大部分空间，生理方面准妈妈会觉得活动非常不便和艰难；心理方面准妈妈会有分娩的迫切感和忧虑感，很想快点结束这种不适，快点见到自己亲爱的宝宝，也会担心生产过程是否顺利，因此，心情非常焦虑和紧张。别着急，也别担忧，也许明天，也许后天，也许就在今天晚上……

我的身体变化——宝宝不动了

我比别人更着急是因为单脐动脉宝宝越到后期越容易出问题，而且上次还查出有一周的脐带绕颈，谁知道会不会脐带又多绕了几周。一想到这些，我就害怕，于是我特别期盼我的宝宝能早日出来，每天看内裤湿不湿，有没有见红。可越是着急，就越没有迹象，就连宫缩那种肚子疼的感觉都很少。瞧我家宝宝这个沉得住气呀！

宝宝不愿出来，我就格外关注胎动。有一天我在睡午觉的时候，突然感觉宝宝使劲儿地，连续地，快速地蹬了我几脚，那种感觉好像是宝宝受到威胁了，拼命地踹我，把我给踹醒了。当时我被吓出了一身冷汗，我赶

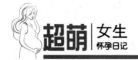

紧摸摸宝宝，还好宝宝给了我回应。老妈说可能是压到宝宝的脐带或者是哪个部位了。

之后，我再也睡不着了，每当宝宝不动了，我就拍拍他，如果他不给我回应，我就继续拍他，直到给我回应为止。老妈和老公也跟着紧张起来，大家都在心里祈祷别在最后关头出问题，十个月都熬过来了，一定要生个健康的宝宝呀。就这样，每次都是我拍他他给我回应，我心里才能踏实。

夜里，我睡一觉醒来，看看钟已经凌晨三点了，想想我已经有五六个小时没有拍宝宝了，于是我在肚子上按了两下，等了好一会儿，也没感觉到宝宝给我回应；我有点紧张了，又按了两下肚子，宝宝还是没有给我回应；我更加紧张了，使劲儿地来回推肚子，宝宝似乎给了我一点回应，可是那种回应感觉很微弱似的。我赶紧把胎心仪找出来听心跳，由于我太紧张了，胎心音也总是数错，而且，我还听说，如果宝宝出了问题，刚开始听胎心音是听不出来的。此刻，我又想到了一个姐妹以前发生过的一件事情。

那个准妈妈已经怀孕38周了，有一天突然感觉孩子在肚子里不动了，她就去医院检查，在她排了很久的队轮到她检查的时候，孩子已经窒息而死了。

想到这些，再加上宝宝确实没有回应我，我便再也坐不住了。

凌晨3点多钟，老公和老妈陪着我一起到医院去挂急诊。医生被我说得也很紧张，立刻给我检查，并且用上了特殊的胎心监护仪。我在上面平躺20分钟，结果，令我们大家万分惊恐，胎心仪监测出的结果是宝宝的心跳缓慢。

老公、老妈快被吓死了，我直急着对医生说："快给我剖了吧。"医生倒还沉得住气地说："先不用太着急，也许你的宝宝正在睡觉呢，你拍拍他，如果拍过他后还不爱动，我们再想办法。"

听医生这样说后，我就稍微用力地开始拍他、推他，不一会儿，宝宝好像被我弄醒了似的，开始动个不停了。可医生又说："这次动得太厉害，心跳监测结果还是不合格，再监测一次，这次不要再拍他了。"

我一听又紧张起来了，这事之前也发生过，为什么只有我的宝宝会这样，该不会是我的宝宝有问题吧？我顶着压力，屏住呼吸，等待着再一次的监测结果，这20分钟过得如同2个小时，这一次，宝宝再没有继续吓唬我，终于通过了检测。

医生说："宝宝什么事都没有，只是跟你开了个玩笑，你也别总是推他，该睡觉的时候，你也得让他好好睡觉。"

之后，我们全家惊魂未定地回家去了。

孕晚期课程——很有必要听

第二天一大早，我和老公又去了医院，因为这天是医院举办孕晚期孕产课程的日子，虽然被宝宝折腾了一夜非常困，但我也还是强忍着困意，睁大眼睛，竖起耳朵，认真地听医生讲课，通过听课，又了解了一些很重要的知识。

1. 什么是见红？

临产前阴道出现血性分泌物就是"见红"。一般见红的血量少于平时的月经量，见红一般在分娩开始前24～48小时内出现，因此"见红"后就要尽快住院。

但也有特殊性，有的准妈妈在1周前就反复出现见红的情况，可是宝宝却没有出来的意思。如果只是淡淡的血丝，量也不多，更没有破水，而

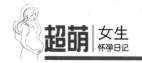

且阵痛的频率不规则或没有达到5分钟一次，准妈妈就不用急着住院，继续留在家里观察就可以了。

2. 什么是破水？

当羊膜囊破裂羊水流出来时就是破水了。大多数情况下，破水会发生在临产前不久。

有一种情况是准妈妈感到阴道有大量液体流出，随后是慢慢地渗出；还有一种情况是准妈妈只感觉到有液体慢慢渗出，没有大量涌出的感觉。不管是哪种情况，准妈妈都需要使用卫生巾来吸收这些液体，最好是使用产妇卫生巾，并且要积极到医院听从医生的安排，以免胎宝宝出现危险。

3. 应该什么时候去医院？

以前听很多姐妹说，一发现自己肚子疼就去医院，结果医生一检查说离生产还远着呢，于是就被医生赶回家了。有的姐妹被医生赶回家过，不愿再被医生赶一次，于是就等到肚子疼得忍受不了了，再去医院，这样做也是不对的。其实即使去早了，被医生赶走了，甚至多被医生赶回家几次，又能怎么样呢？此刻宝宝的健康胜过一切，不需要跟医生讲尊严，就算医生骂咱，咱也得去，不管医生再怎么不高兴，她至少也得给咱检查一下，检查完了，一切正常，心里踏实最重要，再说，万一去的时间正好呢！

4. 破水后是否可以上厕所？

一般来说，破水后随时都有可能分娩，准妈妈如果需要小便还可以小心点去，如果是想大便，那就需要先忍着点了，因为分娩的感觉跟想要大便的感觉是一样的，因此，不要随便上厕所，免得把孩子生到厕所里了，可以征求医生的意见后再决定。

5. 准妈妈担心自己的脸色不好看，能不能化化妆再去医院？

这个时候，准妈妈就不要再臭美了，生孩子是会伴有出血和消耗体力的大事，如果擦粉底或涂口红，本来的脸色和唇色会被覆盖，很可能会妨碍医生的正确诊断；指甲的血色也是医生作为诊断的依据，所以指甲油最好也不要涂。

6. 见红了，可是家里没有别人可以陪准妈妈去医院，准妈妈该怎么办？

这个时候即使准妈妈是一个人，也要想办法让自己尽快去医院，实在不行可以打120，医护人员会帮助你的。如果勉强等到家人回来的话，一旦开始分娩，就非常危险了。因此，在进入预产期后，应该做好一切准备，最好要一直有人陪着。

7. 过了预产期还没生，有人说性生活能促进分娩，是真的吗？

精子确实有促进子宫收缩的作用，但是，现在医学反对用这种方法助产，因为这种方法容易导致细菌感染，尤其如果准妈妈在破水了却不知道的情况下进行了性生活，那更加容易感染，继而给胎宝宝带来危险。

8. 因为担心会破水，是否有必要时刻垫着卫生巾？

这样做是没有必要的，但是为了防止突然发生破水，将一些卫生用品随身备好是很有必要的。

医生讲完了这些问题之后，又讲了许多孕前需要做的其他准备。

产前需要准备的N件事

1. 安排好住院期间的看护工作

一般现在的妇产医院都有专业的护工，医生建议从医院内部找一个护工，一天一夜150元左右，无论是妈妈和宝宝，护工都能照顾得更专业，亲人只要在身边陪伴就行了。

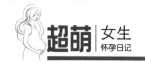

2. 安排好坐月子期间由谁来照顾

如果有家人照顾更好，没有家人照顾，经济又允许的情况下，找一个月嫂比较好。我当时为了减轻老妈的负担，就是找了一个月嫂，关于找月嫂我还有很多的经验谈，后面我会讲给姐妹们听。

3. 住院前钱要准备充足

准备顺产的家属也要准备好剖腹产所用的钱，因为如果出现意外就会需要顺产转为剖腹产，所以准备好充足的钱是很有必要的。

4. 7种产妇用品

（1）衣服：准备两套宽松、容易脱穿的衣服就可以了，因为住院期间再漂亮的服装医生也不会让你穿，一旦住院穿的都是病房服，所以，准备好住院前和出院后穿的足以。

（2）洗漱用品一套：这个可以事先准备好，也可以生完孩子后现买，医院内部也有卖，一般医院附近也都有超市可以买到。

（3）产妇卫生巾：有一样最重要的东西一定要准备，那就是产妇专用卫生巾，产妇卫生巾一般的超市里没有卖的，我当时是在淘宝网上买的，大品牌的质量会好一些，专业的产妇卫生巾跟普通的卫生巾用起来的感受完全不一样，所以，为自己选择一种合适的产妇专用卫生巾也很重要。

（4）产妇专用内裤：产妇专用内裤是专门为剖腹产的新妈妈设计的，它可以像尿不湿一样直接包裹着穿上，避免了剖腹产的新妈妈在穿普通内裤的时候弄疼自己的伤口。这样一条内裤也就二三十块钱，我建议姐妹们不管是准备剖腹产还是准备顺产都备一个，万一用得着就方便多了，也能减轻自己的很多痛苦。

（5）吸奶器：吸奶器分手动的和电动的，手动的相对便宜，电动的比较贵，我个人认为手动的就可以了，因为大多数新妈妈都是刚开始时用得着，一旦宝宝会吸奶了，就用不着了。不过准备一个还是很有必要的，因为如果奶水多乳房会发胀，严重的还会淤积、疼痛，这时，吸奶器就派上大用场了，完全能解决新妈妈的痛苦。还有就是新妈妈以后上班了，需要靠吸奶器把奶吸出来留给宝宝喝。

（6）**乳头保护罩**：我准备了但基本没用上，但也有些姐妹用上了。挑选的时候，千万记住要买对符合自己乳房大小的型号。

（7）**餐具一套**：医院有食堂可以打饭，但是餐具要自己准备。

5. 10种婴儿用品

（1）婴儿专用洗浴用品；（2）婴儿毛巾2条；（3）婴儿浴巾1条；（4）婴儿衣服N套；（5）婴儿被褥1套；（6）婴儿尿不湿1包；（7）婴儿配方奶粉1盒；（8）婴儿奶瓶、奶嘴2套（1套喝水，1套喝奶，在妈妈的奶水没下来之前，需要用奶瓶和奶粉；（9）体温计、酒精。

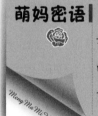

萌妈密语 以上这些必需品一般的妇产医院都有的卖，如果妈妈比较懒，完全可以到了医院之后再买，这都是全套的，如果妈妈担心医院买的质量不够好，那么可以在产前自己多花些时间和精力单独在外边购买。

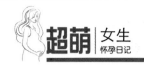

怀孕第40周——进入分娩倒计时

怀孕第40周，胎宝宝腹部的周长要比头部稍微大一些；脂肪的比例占体重的15%；胎宝宝的肠道内堆积了不少胎便；现在宝宝的骨骼比成人的206块要多，出生后部分骨骼会随着身体的成长逐渐融合在一起；这时的宝宝已经具备了70多种不同的反射能力，从临床医学角度来看，胎宝宝已经完全成熟，随时可以出生。

这时羊水呈乳白色并且有些混浊了，胎盘也正在逐渐退化，传输营养物质的效率开始慢慢降低，直到胎宝宝娩出那一刻，胎盘便完成了它的使命。

从医学的角度来说，胎宝宝都应该在本周诞生，但事实上只有5%的婴儿在预产期出生，大部分的胎宝宝不是提前就是推迟，一般提前或推迟两周都属于正常现象，所以不用担心，但如果推迟两周还没有临产迹象，产检医生就会安排准妈妈住院，进行人工助产，尽可能让胎宝宝快点出来，以免胎宝宝在准妈妈的肚子里发生不可预知的危险。

本周胎宝宝标准参考值：全身长54厘米左右，体重为3400～3800克。

准妈妈的身体变化——没有什么变化

本周子宫的高度没有什么变化，可羊水却减少了许多。此刻，准妈妈和准爸爸一定都非常紧张，仿佛等待的日子格外漫长；建议准爸爸此刻要表现地成熟一些，多开导准妈妈，多和准妈妈聊聊天，让准妈妈把心情放

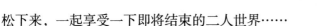

松下来，一起享受一下即将结束的二人世界……

我的心情变化——焦急万分

我的身体没有什么大变化，还跟上周一样的不舒服，可是我的心却更加焦虑，劝别人都行，轮到自己总是沉不住气。尤其是听说在公园认识的两个准妈妈都已经生了，而我还丝毫没有动静，我心里更加得着急，不但不见红、不破水，连宫缩的那种疼痛的感觉都没有了，到底怎么回事呢？难道是我算错日子了？算早了一个月？我又仔细算了一下预产期，没有错呀。

老妈提醒我说，晚一个星期算是正常的。我当然知道晚一个星期算正常，可那我也着急呀，要知道宝宝多在我肚子里待一天，危险也就多一天，如果顺利生出来了，至少有什么问题咱都能看见，这在肚子里摸不着也看不见的，全靠自己凭空想象，多急人呀。宝宝啊，你怎么还不出来。

我只能摸着肚子跟宝宝说："宝贝，快出来吧，妈妈和爸爸都很想快点看到你呀。"感觉宝宝在肚子里总是不紧不慢地动，像是伸懒腰的感觉，仿佛在回答我："着什么急？先睡个懒觉再说吧。"

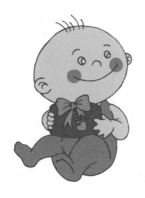

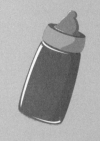

第十三章
怀孕第十一个月——震撼

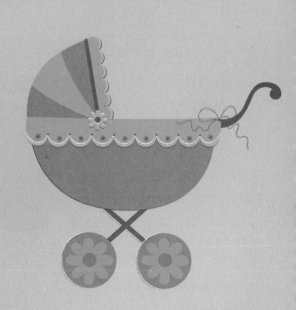

怀孕第41周——宝宝还不愿出来

怀孕第41周，我已经没有孕产书可以参考，一般的孕产书只介绍到第40周，而我的宝宝到了第41周还没有一点要出来的迹象。医生说到了42周还没有迹象就安排我住院。这一周的漫长等待啊，我什么都做不了，只能等待……

怀孕第42周——顺、剖别勉强

怀孕第42周，在排了两天队之后，医生终于安排我住进了医院。让我签了各种危险协议书之后，准备第二天早上人工破水，打催产素进行催生。

曾听说过催生要比自然生产痛苦很多，自然没有想到会痛苦到什么程度，当自己亲身经历过，才知道什么叫生不如死。会经历那么多痛苦，也是因为我听信医生的话，坚持顺产所带来的。

催产，疼不起啊！

早上6点多钟，我被推进产房进行人工破水。破水的时候感觉是医生拿剪刀在我的宫颈内剪了一下，就有水从下身流了下来，这种疼痛是能够

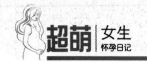

忍受的。破水之后，医生检查了一下羊水的清晰度，如果清晰度不合格，是不能顺产的——我的羊水清晰度合格，于是，我还是被推到顺产这条路上了。

当我被推回待产室时，医生给我输上了液——这就是传说中能让人生不如死的催产素。当液体走进我的血液里的那一刻，我的子宫便开始了3分钟一疼，2分钟一疼，到最后就是1分钟一疼，那种疼痛没法形容，跟划破受伤是不一样的，但绝对是像要人命一样的疼痛，不一会儿，我就疼得大汗淋漓了。

值得庆幸的是，疼了一个小时后，我的宫颈开了一指；又疼了一个小时后，我的宫颈开了两指；又疼了一个小时后，我的宫颈开了三指；又疼了一小时后，我的宫颈开到了四指；到这时，医生有一点轻松地对我说："看到希望了，再过两三个小时宫颈肯定能都开了，你就可以到产房去生了。那时的我已经疼得快没有知觉了，心想：我都已经疼得一点力气都没有了，就算宫颈开了，我还能有力气生出孩子吗？虽然这样想，但我已经说不出话来——1分钟一宫缩，一宫缩就是一次要命的疼。

更让我无语的是，又这样疼了两个小时，医生来检查我的宫颈时，竟然说宫颈还是开四指，这两个小时白疼了。又疼了两个小时，宫颈仍然是开四指，这四个小时简直是白疼了！我要疯了！而跟我一起进入待产室的那位姐妹却顺利地开了十指已经进入产房生产去了。

"还不够资格剖！"

我感觉我的宫颈是开不了了，我向医生要求剖腹产，没想到有位医生进来要跟我谈话，说："你现在要求剖也没有用，剖腹产的医生正在手术上下不来，后面还有两个急诊的等着手术，如果你想剖，得等到明天早上才能排上，现在你还没到非剖不可的程度，努力一下把孩子生下来，对你和孩子都好。"

天呐！就算要剖也得等到明天早上！那这段时间干什么？还不如努力生了。我无语，只有继续忍受疼痛。

又疼了两个小时，医生来摸我的官颈，这次不但没开，而且官颈还肿了，说是被胎宝宝的头顶的。

我再次要求剖腹产，医生还是刚才那番话，我只能继续忍……

不一会儿，医生把我拉进了产房，说要给我的官颈消肿，然后给我扩官颈。我已经疼得不知道害怕了，虽然医生往我的官颈上打了一针我还是感觉到了疼痛，只是那种疼痛已经是小巫了。而后，医生的又一举动吓倒了我，她将手指伸进我的官颈内，使劲儿的用手指扩充我的官颈，折腾了一阵子之后对我说："我帮你将官颈扩到六指了。"我无语，感觉自己就是砧板上的肥肉任人宰割了。

这次，他们没有再送我回待产室，而是给我拿了一个大球，让我坐在上面，医生说发现胎宝宝胎头位置不正，让我坐在大球上纠正胎头的位置。看着这个软球，我真不相信靠它能把宝宝的胎头位置纠正过来，但是医生让我坐我就坐吧，于是我穿着又肥又大的病房服，光着屁股坐在大球上，忍受着被千刀万剐般的疼痛，如果躺着疼还能有点依靠，坐着疼实在是让我随时都有可能虚脱。又过了两个小时，医生给我检查官颈开的程度，竟然还是六指，丝毫没有变化，我终于忍不住大哭了，"宝贝，你别再折腾妈妈了，你快出来吧！医生，我要剖腹产，给我剖腹产吧，我求求你们了，我实在受不了了。"

这时，有位医生走进来了："喊什么喊，你现在这个情况还不够资格剖呢，今晚产妇特别多，医生都忙死了，你别再喊了，自己生吧。"

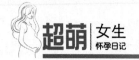

我的心一下子凉透了，心想咱正是求人的时候，不能得罪了医生呀，于是继续忍。

第9个小时

又过了一个小时，我感觉浑身发冷，再一回头，产房里竟然一个医生和护士都没有了，我也不知道他们都去哪了，只感觉他们很忙碌，偶尔有护士急急忙忙来取东西，听说今晚要生产的产妇超出了以往双倍的数量，医生和护士都忙不过来了。可是，我不能光体谅医生们的不容易呀，我一个人在硕大的产房里，光着屁股坐在球上忍受着一下接一下的疼痛，你们说我会是什么心情，万一我或宝宝有什么意外，连个人影都没有。

于是，我再也忍受不了了，我扯着嗓子大叫："快来人呀，我受不了了，给我剖了吧，我的宝宝心率也慢了，快来人呀，医生，医生，我要剖腹产……"

这样我喊了足有2分钟，终于有位医生来了，很凶地对我说："整个医院就听你在喊，别喊了，给你剖了。"

听到这句话，我心里踏实了，同时，我也意识到，之前医生跟我的谈话都是骗我的，什么要剖腹产就得等到第二天早上，她们就是用这种方法"劝"我自己生。后来我才知道，国家对医院的剖腹产数量有所限制，他们医生为了达到指标的要求，就想尽一切办法减少医院剖腹产的数量，当然，这是在各项指标都符合顺产的产妇身上实施的计划，如果产妇的指标显示不适合顺产，医院也不会勉强。

"大大"的惊喜

我刚开始所得到的各项检查结果都是符合顺产的，而到此刻为止，我觉得我根本生不出这个孩子，所以，在我的强烈要求下，医生还是同意给我剖腹产了。

答应给我剖腹产以后，立刻把我送回了待产室，马上就有人来给我刮阴毛，插导尿管，插导尿管的滋味真不好受。这时，医生也给我把催产素拔掉了，虽然拔掉了催产素，但我的官缩还存在，也就是说疼痛并没有停止。

当我被推进手术室的时候，麻醉医生跟我说："你配合一下，我们就可以快点结束。"

我非常配合，麻药针是从后背扎进去的，当麻药针打进去的那一刻，我立刻有一种解脱的感觉，肚子不再疼了，心也平静了，一种非常舒服和安详的感觉。紧接着，我听见主刀医生说："还让不让我们休息了，又来一个，这都几点了。"旁边有医生回应："凌晨2点，这是最后一个剖腹产的。"

我只是肚子以下麻醉，大脑还非常清楚，我心想：别不耐烦呀，一定要认真地给我做手术，确保我和宝宝的安全。

那一刻，我想起以前在电视里听到的一个报道，有个宝宝被剖出来的时候，脸上留下了一道伤疤，说是医生在做剖腹产手术的时候，不小心划到了孩子的脸，我好担心呀。我又想到另一个报道，说有一个小地方的医院，医生暗示产妇家属给红包，产妇家属没给，后来那个医生在给产妇做手术的时候，竟然把产妇的肛门给缝上了，事后，那个医生还说产妇有痔疮，在做手术的时候顺便把产妇的痔疮给割了。

天下之大，无奇不有，我没有给医生送红包，所以我担心我和宝宝的安全，也担心我的肛门会被医生给缝上……

我正在胡思乱想的时候，只感觉医生们使劲儿按我的肚子，突然，一下，我听见了孩子的哭声，我的心情好激动，这是我的宝宝的哭声吗，这是我的宝宝的哭声吗！医生说了一句："好家伙，竟然有4477克重。"

我在心里一算：8斤9两4，是够大的，跟之前做B超的结果一样，这么大的孩子还让我自己顺产，就算疼死我，累死我，我也顺不下来呀。

这时，我又想起以前听说有个产妇也是受到医生的"蛊惑"坚持要顺产，结果，孩子生出一半，卡在宫颈中间了，最后医生只能将宫颈四面剪开，把孩子给"揪"出来了。

可怜孩他妈呀，那宫颈会变成什么样子呀。我想她肯定很后悔当初没有选择剖腹产。想到这，我庆幸自己刚才在产房大喊大叫，否则我也可能会遭遇那样悲惨的经历。

突然，我意识到，医生还没告诉我是男孩还是女孩呢？于是我问："是男孩还是女孩？"

这时，医生托着宝宝的屁股给我看了一眼："你看看，是女孩，看好了。"

我"嗯"了一声，医生就把孩子抱走了，我暗想：我好不容易生出的孩子，怎么连脸都不给我看看呀。

很快我被推出了手术室。

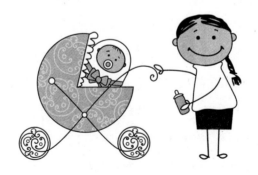

出生后的"烦心事"

产后请护工——凭运气了

宝宝刚生下来，老妈和老公都不知道怎么照顾，只好请医院里专门的护工，这里的护工我们都不认识，所以，好不好只能凭运气。

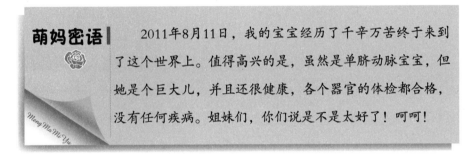

萌妈密语

2011年8月11日，我的宝宝经历了千辛万苦终于来到了这个世界上。值得高兴的是，虽然是单脐动脉宝宝，但她是个巨大儿，并且还很健康，各个器官的体检都合格，没有任何疾病。姐妹们，你们说是不是太好了！呵呵！

我们请到的这位护工照顾起宝宝确实很有经验。

只是刚开始我有点不理解：她总让宝宝啄我的空奶头让我有点烦——我的奶水还没来，经常把宝宝往我怀里一塞，把宝宝的嘴巴往我奶头上一推，就到一旁休息去了。我的小宝贝呢，傻乎乎地吸吮着空奶头，吃得还挺香，但其实什么也没吃到。

后来我才知道，只有这样，宝宝将来才能会吃奶，如果在宝宝刚出生时没有锻炼她吃奶头的能力，那么过一星期等奶水下来了，宝宝就不会吃奶头了，那就不能母乳喂养了。

过了两天我的奶水下来了，宝宝大口大口地吸吮着乳汁仿佛很幸福的样子。那一刻，我也感受到了当母亲的幸福感。

住了三天院，没有什么异常情况，医生就安排我出院了，紧接着又有别的产妇住进我的病床。

产后第1周——请月嫂最好知根知底

关于请月嫂，我是之前在一家公司预定的，这里面也有一点小插曲。我本来想雇佣邻居家的姐妹给我推荐的一位月嫂，可没想到那位月嫂的价格从5000元涨价到5600元了，我想给她5000元她不同意，于是我心里很不平衡，最后让月嫂公司给我安排了别人，我想是正规经过公司培训的月嫂，应该相差不会太大。

令我万万没想到的是，到我家来的这位月嫂真是让我开了眼界。

这位月嫂刚到我家的时候还可以，性格很开朗，对宝宝也比较负责，我们对她还挺满意的，可是时间长了，她就有点"暴露本性"了。她经常给我们讲她以前做过的家庭多么多么有钱，给她多少多少红包，并且说，一看我家就是穷人，跟她以前干的那些家庭没法比。

我真不知道她说这些话到底是什么意图，如果说想要红包，那也得等走的时候给呀，虽然我听她说这些话心里很不舒服，但是我想只要她对孩子好，我忍了。

没想到又过了几天，她又对我说："小李你怎么能找个这么穷的丈夫呢？就你这长相，这才华，怎么还不找个有钱的主。"

刚开始听下来好像是在夸我，我还挺美，甚至觉得她说得挺有道理。可是仔细一琢磨，她这话说得有点挑拨离间的味道，差点害得我跟老公吵架。

虽然她经常说类似的话，但我想通了、听多了也就不当回事了，可能这就是一个比较大嘴巴的月嫂吧，呵呵，让生活热闹一点何尝不好呢，只要她对孩子好就行了，其他的我都能包容。

然而，不久在孩子的问题上我们也出现了分歧：她说话的声音总是很大，宝宝在睡觉的时候，经常被她的一个笑声给吵醒，甚至有时候还吓得嗷嗷大哭。我让她小声点，注意点，她却说太安静的环境对宝宝不好，宝宝需要适应噪音，有点声音让她习惯以免以后被吓着。人家"专业人士"的话吧，我也不得不听，可是后来越想越不对劲儿——宝宝还需要以后被吓倒吗？现在就已经被吓倒了。还有的时候，宝宝正在睡觉，她突然就把宝宝抱起来，然后哈哈地笑着说："你看这孩子怎么这么白净，真招人喜欢，我就喜欢抱她。"

看着她的行为，我真有点觉得她是个神经病，但我还是忍着了，因为老公说如果换个月嫂说不定还不如她，宝宝也不一定能适应，还有，如果得罪了这个月嫂，这个月嫂来报复我们家和宝宝怎么办，就将就一个月，等满月了就不用她了。听了老公的话我觉得也挺有道理的，于是我继续忍。

又过了几天，宝宝有点感冒，总流鼻涕。我认为这是因为月嫂没有照顾好宝宝，一说天变冷了，月嫂就给宝宝穿上很多衣服，给宝宝捂出了满身的大汗，一说天变热了，月嫂又立刻给宝宝穿了很少的衣服，这样反复两三次，宝宝就感冒了。

本来我就已经对她意见满满了，但她自己还一点也不收敛。一天中午，我们都在吃饭，宝宝睡觉刚醒，月嫂一下就把宝宝抱出来了，并且站在风口的地方，我说："你别抱她在风口，她感冒还没好。"她却说："没事，孩子从小就不能溺爱。"

气得我真是不知道说什么好了，沉默了半天后，我直接跟她说："我不需要你了，我打算自己带宝宝了，你走吧。"

产后第2周——坚持母乳喂养

月嫂走了以后，就变成我老妈伺候我月子了。说实话，这个月嫂倒也

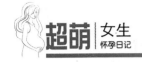

不是一点好处都没有，她教会了我很多关于如何催奶的方法：

1. 相信自己能够母乳喂养：一般情况下，不论妈妈乳房的形状、大小如何，都能制造出足够的奶水，因此只要妈妈的身体没有特别因素，都能够完成母乳喂养的任务。

2. 补汤不能乱喝：产后需要补充营养，可是吃得"好"不代表是大补，传统的猪蹄汤、鸡汤、鲫鱼汤中的高脂肪容易导致乳腺管堵塞，不利于母乳分泌还容易患上乳腺炎，所以妈妈们要记住一句话，吃得补不如吃得对，后面我会介绍几种有效的催奶食谱。

3. 两边的乳房都要喂：如果一次只喂一边，乳房受的刺激减少，奶水自然也会少，并且只吃一边的乳房，很容易造成妈妈将来是大小奶，而总不吃的那一边很快就不产奶水了。

4. 奶水多吸多产：妈妈的奶水越少越要增加宝宝吮吸的次数，受刺激越多的乳房会产出越多的奶水。

5. 好心情能产奶：母乳是否充足与妈妈的心理因素及情绪有着密切关系。所以，为了宝宝有饭吃，妈妈们就改改你们的坏脾气吧，尽可能地享受做妈妈的幸福和快乐吧，这样，你的宝宝也一定能感觉的到。

6. 补充水分：妈妈在喂奶时要注意补充水分，因为身体里的水会随着奶水被宝宝吸走，因此要适量喝一些豆浆、杏仁粉茶（此方为国际母乳协会推荐）、果汁、原味蔬菜汤等，这些东西不但能帮妈妈补充水分和维生素，还有催奶的作用。

7. 休息很重要：妈妈喂奶很辛苦，但还是要抓住一切可以休息的时间睡觉，每天争取能睡上10个小时，睡眠充足才能产奶，否则喝多少补汤都没有用。睡觉时要采取侧卧位，这样有利于子宫复原。

月嫂留下的催奶小偏方

催奶小偏方 1

材料：红糖50克，豆腐150克，米酒50毫升。

做法：将豆腐、红糖加适量水煮，待红糖溶解后加入米酒。

吃法：吃豆腐喝汤，1次食完，每日1次，连吃5天，效果显著。

催奶小偏方 2

材料：猪骨500克，通草6克，水2000毫升。

做法：材料放在一起炖1～2个小时。

吃法：将汤1次喝完，每天喝1次，连喝3～5天，即可下奶。

催奶小偏方 3

材料：莴笋叶多量，豆泡（油豆腐）中量，猪蹄（带大筋的）少量。

做法：将材料放在一起加水炖。

吃法：每次吃一大碗，大约吃3天见效。

催奶小偏方 4

材料：丝瓜多量，豆泡（油豆腐）中量，猪蹄（带大筋的）少量。

做法：将材料放在一起加水炖。

吃法：每次一大碗，大约吃3天见效。

催奶小偏方 5

材料：猪蹄1只，通草2.4克，水1500毫升。

做法：将材料放入铝锅或砂锅内同煮，先用旺火煮，水开后再用文火微煮，煮1~2小时。

吃法：稍凉后将汤分成2次喝完，每天服1剂，连服3~5天，即可见效。

催奶小偏方 6

材料：乌鱼1条，通草3克，葱、盐、黄酒等调味料。

做法：将乌鱼去鳞及内脏后，洗净，将通草加葱、盐、黄酒、水适量共炖熟即可。

吃法：吃鱼喝汤，每日1次。

催奶小偏方 7

材料：鲫鱼1条，牛奶50毫升，葱、盐、黄酒等调味料。

做法：将鲫鱼去磷及内脏后，洗净，下油锅略煎，再加葱、盐、黄酒、水适量共炖，汤至乳白色为好，放入牛奶，煮开即可。

吃法：吃鱼喝汤，每日1次。

催奶小偏方 8

材料：生南瓜籽仁120克，白糖适量。

做法：将南瓜籽仁捣烂如泥或焙干研成粉，加适量白糖，然后搅拌在一起。

吃法：每次服30克，温开水冲服，每天早、晚空腹各1次，连服3~5天，即可见效。

催奶小偏方 9

材料：紫皮花生米、藕丁、糖、山楂。

做法：将花生米煮烂，放糖、山楂再煮。

吃法：连汤带材料一起吃或者仅喝汤，常吃有效。

催奶小偏方 10

材料：酒酿1块，鸡蛋1个。

做法：将酒酿加水煮开，再打入鸡蛋，煮成蛋花状即可。

吃法：经常服用，效果尤佳。

安安心心坐月子

一般传统上说的"坐月子"都是指产后1个月，但其实子宫体需要6周时间才能完全恢复，子宫内膜的再生修复也是需要6周；产后腹壁紧张度的恢复也需要6～8周的时间。因此，现代医学认为，坐月子不是30天，而是42天。如果在此期间产妇干活累着了，很容易患上子宫下垂等疾病。

坐月子注意事项

1. 分娩后数小时内不要吃整个的鸡蛋。如果分娩后产妇立即吃一整个鸡蛋就很容易造成消化不良，因此分娩后应该先吃一些流食。

2. 产后应该喝蔬菜汤。产后不要急着喝补汤，容易造成乳腺管堵塞，最好先喝些清淡的蔬菜汤，5天以后再喝补汤。

3. 产后什么时候能活动。顺产的话，产后8小时可以在床上坐一会儿。12小时后可以下床、上厕所。产后24小时可以随意活动，但要避免长时间站立、久蹲或做重活。

4. 随时留意自己的情况。产后24小时内如果感觉身体有什么不舒服

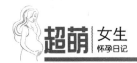
的地方应该立即找医生就诊，以防感染和血肿发生。恶露会发出新鲜的血腥味，但如果发出恶臭，有可能是感染了，要立即告知医生，不要觉得尴尬。

5. 不要让亲戚朋友过早探望产妇和婴儿。由于刚分娩后的产妇需要静养，亲友最好不要在坐月子期间来探望。如果一定要探望，时间也不宜过长。有慢性病或感冒的亲友更是不要来探视产妇及新生儿，以免引起交叉感染。

萌妈密语

关于这一点，姐妹们一定要重视起来，我家宝宝就因此受到伤害了。在我坐月子期间，家里来了很多朋友看我，等他们走后3天，宝宝就被查出得了新生儿肺炎，医生说宝宝被染上感冒病毒了。成年人即使没有感冒症状时，身上也可能携带感冒病毒，或者有些人身上有感冒病毒他自己也不知道，所以，最有效的预防办法就是月子里尽量不要让外人来探望。

6. 房间要通风。新妈妈待的室内的温度不可以太高，也不可以忽高忽低。传统坐月子的方法是将门窗紧闭，不论何时新妈妈都要盖棉被，这是十分危险的，尤其是在夏季，极易造成中暑。室内的窗户要时常打开通风，只要新妈妈不对着窗口就没问题。如果是夏天开空调，新妈妈也不能对着空调吹，一旦吹到很容易患上不易治愈的"月子病"。

7. 坐月子也要刷牙。如果整个月子里不注意漱口和刷牙，很容易发生口腔感染。新妈妈每天应该刷牙1～2次，可以选用专门的产妇牙刷（棉布做的，不会对牙齿造成伤害）和产妇牙膏（无添加氟）。

8. 保护乳头很重要。清洗乳头时切忌不要用肥皂、酒精、洗涤剂等，以免除去保护乳头和乳晕的皮肤薄膜，造成乳头破裂，不但影响哺乳，新妈妈也会很疼。

9. 月子里确实不能碰冷水。坐月子的时候，新妈妈绝对要躲避冷水、冷风，甚至冰箱也不要开，因为新妈妈全身的骨骼松弛，凉气很容易进入体内，一旦进入体内，就会患上"月子病"。

10. 产后不要用力揉搓乳房。有的新妈妈因为涨奶乳房不舒服，在按摩乳房的时候手劲儿很大，这样容易造成乳房结块、乳腺发炎，因此，绝对不能胡乱揉搓乳房。

坐月子饮食禁忌

1. 偏寒性的蔬果尽量不要吃（特别是分娩后7～10天内），寒性的蔬果有冬瓜、椰子水、西瓜、梨子、苦瓜、芹菜等。

2. 刺激性的饮料不要喝，如浓茶、咖啡、巧克力等，这些东西会影响新妈妈的睡眠及肠胃功能，对宝宝也没好处。

3. 过咸食品要少吃，过多的盐分会导致新妈妈浮肿，也会增加宝宝的肾脏负担。

4. 酸涩的食品也要少吃，因为酸涩的食品有收敛的作用，会阻滞经络，导致血脉不通，不利于恶露排出。酸涩的食品有乌梅、山楂、柠檬、橘、柑、醋等。

5. 最好不要喝茶，茶叶中含有的鞣酸会影响肠道对铁的吸收，容易引起产后贫血。

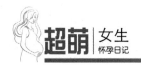
传出我的"幸运棒"！

姐妹们，经过几个月的努力，我的这本集科学与娱乐，学术与实战的孕产参考书就彻底完成了，开个玩笑啦，姐妹们不要笑我哦！我知道这本书一定还有很多的不足之处，所以姐妹们在阅读过程中发现有什么不满意的，多多包涵哦！

书中相关专业的知识，都是我翻阅权威资料和请教专业人士收集而来，因为我知道孕产书对于科学性的要求是极其严格的，这不仅是对一本书的负责，更是对孕妈妈的安全健康负责，所以，这一点我不敢有丝毫的懈怠。

关于我个人的经历部分，看完书的姐妹可能会觉得我的经历似乎太曲折了，甚至有点不可信，在这里，我可以很负责地说一句，这本书里所涉及的孕产故事都是我真实经历过的，只是我运用了一些幽默诙谐的语言来润色了我的故事，但没有为了让书好看而去编纂一些假故事来增添书的色彩，因为我觉得只有最真实的经历才能拿来给姐妹们借鉴，所以，请姐妹们不要怀疑故事的真实性和曲折性。

也许我的这本书并不是最权威的，也不是最好看的，但却是一个孕产妈妈拿出了最大诚意写出来的，写书、出书本身并不是我的目的，我只是想把我在孕产过程中所经历的我认为比较宝贵的经验通过这本书传递给更多有需要的姐妹，让那些曾经和我一样孕期前后处于茫然、惊慌、无措状态中的姐妹们能够从中找到一份安慰和一条使孕产过程更加顺利的途径……

　　最后，祝姐妹们无论是在顺境或是逆境的情况下，都能顺顺利利产下健健康康、漂漂亮亮的宝贝儿，只有生养过小孩的人才能体会一句话：有一种幸福叫做"无与伦比"！姐妹们，快来接住我的"幸运棒"吧！

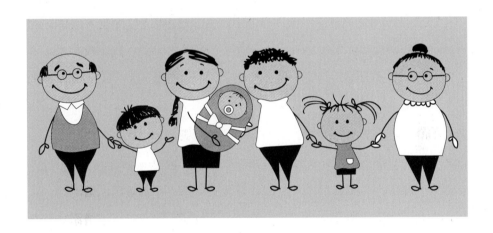

图书在版编目(CIP)数据

超萌女生怀孕日记 / 坤华著. —北京:法律
出版社, 2013.11
ISBN 978 - 7 - 5118 - 5597 - 8

Ⅰ. ①超… Ⅱ. ①坤… Ⅲ. ①妊娠期—妇幼保健—
基本知识 Ⅳ. ①R715.3

中国版本图书馆 CIP 数据核字(2013)第 260904 号

超萌女生怀孕日记	编辑统筹 法规出版分社
	策划编辑 孙 慧
坤华 著	责任编辑 孙 慧 冯高琼
	装帧设计 贾丹丹

ⓒ法律出版社 · 中国

出版 法律出版社	**开本** 710 毫米 ×1000 毫米 1/16
总发行 中国法律图书有限公司	**印张** 18.25
经销 新华书店	**字数** 206千
印刷 北京嘉恒彩色印刷有限责任公司	**版本** 2014 年 1 月第 1 版
责任印制 吕亚莉	**印次** 2014 年 1 月第 1 次印刷

法律出版社/北京市丰台区莲花池西里 7 号(100073)
电子邮件 / info@ lawpress. com. cn 销售热线 / 010 - 63939792/9806
网址 / www. lawpress. com. cn 咨询电话 / 010 - 63939646

中国法律图书有限公司/北京市丰台区莲花池西里 7 号(100073)
全国各地中法图分、子公司电话:
第一法律书店/010 - 63939781/9782 西安分公司/029 - 85388843
重庆公司/023 - 65382816/2908 上海公司/021 - 62071010/1636
北京分公司/010 - 62534456 深圳公司/0755 - 83072995

书号:ISBN 978 - 7 - 5118 - 5597 - 8 定价:39.80 元
(如有缺页或倒装,中国法律图书有限公司负责退换)